Le guide des cristaux essentiels

Michael Gienger

AUTEUR DU BEST-SELLER ***430 PIERRES AUX VERTUS THÉRAPEUTIQUES***

Le guide des cristaux essentiels

Les 12 pierres de base pour soulager les maux du quotidien

Photographies : Ines Blersch

Éditions **Médicis**

Note de l'éditeur

Les informations présentées dans cet ouvrage ont été réunies en toute science et conscience, et les effets thérapeutiques des pierres qui y sont décrits ont été testés de multiples fois. Cependant, chaque personne réagissant différemment, l'éditeur et les auteurs n'assument aucune garantie sur l'efficacité ou la sécurité des applications individuelles. En cas de problèmes de santé graves, veuillez vous adresser à votre médecin ou à un professionnel de la santé.

Première parution de cet ouvrage en 2012
Titre original de cet ouvrage : *Die Heilsteine Taschenapotheke*

Photographies : Ines Blersch
Assistante photo : Maria Lefler
Graphisme : Ines Blersch und Ada Lang
Pour l'édition originale :

Neue Erde GmbH Cecilienstr. 29
66111 Saarbrücken . Allemagne . Planet Erde
www.neue-erde.de

Pour la traduction française :

19, rue Saint-Séverin, 75005 Paris

Traduit de l'allemand par Danièle Ball

ISBN : 978-2-85327-766-2

info@guytredaniel.fr
www.editions-tredaniel.com

Imprimé en France

Sommaire

La pharmacie de poche

Cela fait quasiment trois décennies que la lithothérapie a fait ses preuves comme thérapie naturelle à la fois pratique et accessible à tout le monde. Les pierres curatives sont relativement faciles à utiliser et offrent de nombreuses possibilités pour les maux de tous les jours, pour de nombreuses maladies, comme soutien dans certaines étapes de la vie ou tout simplement pour améliorer notre bien-être.

Mais dans la très large gamme de pierres curatives, lesquelles faudrait-il acheter ? Lesquelles sont les plus utilisées ou lesquelles se sont montrées particulièrement utiles ? Quelles sont les pierres que nous devrions emporter en voyage ? Quel assortiment est à la fois utile et pratique, mais sans peser trop lourd ?

Ce livre répond à toutes ces questions et présente douze pierres curatives pour douze thèmes précis. Ces douze sujets ont été choisis de manière à inclure les principaux troubles et maladies, et ces douze pierres curatives ont été sélectionnées parce qu'elles sont souvent utilisées dans plusieurs domaines.

Ainsi, vous obtenez un guide réduit au minimum et dont le contenu est pourtant riche, pratique et utile dans de nombreuses situations. Et ces douze pierres forment un «assortiment transportable» (dans le sac à main tout comme dans le porte-monnaie) qui vous accompagnera en voyage ainsi que chez vous; un assortiment pour lequel la désignation de «pharmacie de poche» est parfaitement appropriée.

Depuis les débuts de son activité en lithothérapie, l'auteur a fait sienne la devise «Beaucoup de résultats avec peu de pierres». Pour les professionnels, il est utile de disposer d'un large éventail de pierres curatives, afin de pouvoir répondre à chaque cas particulier. Mais la situation est tout à fait inverse pour les non-professionnels ou pour les familles, car pour ces derniers, il est important de disposer d'une petite sélection facile à gérer et fiable. Cette sélection est désormais à votre disposition avec «La pharmacie de poche des pierres curatives». Nous souhaitons qu'elle puisse dispenser de nombreux bienfaits à tous les êtres vivants.

Allergies et éruptions cutanées

Lorsque nous sommes exposés pendant un certain temps ou dans des proportions soudain démesurées à certaines contraintes et à certains stimuli, il peut arriver que notre réponse soit une réaction excessive. Un petit déclencheur fait déborder le vase – et aussitôt, apparaît une réaction violente! D'ailleurs, les facteurs qui «font déborder le vase» peuvent être tout autres. L'élément déterminant est que la limite critique est dépassée, même si c'est par une toute petite chose, et soudain, c'en est tout simplement trop!

C'est exactement ainsi qu'apparaissent les allergies. Si notre organisme est confronté longtemps ou brutalement en excès à certaines influences qu'il ne peut ni utiliser ni éliminer, le «vase se remplit» et finit par déborder à l'occasion d'un événement dont l'importance est quasiment nulle en comparaison.

Dans ce cas, le «vase» est notre tissu conjonctif et notre tissu adipeux dans lequel s'accumulent un nombre croissant de toxines environnementales et de déchets du corps, ainsi que la lymphe, le liquide interstitiel, qui est de plus en plus entravée dans ses tâches (alimentation des cellules et évacuation de leurs déchets, soutien du système immunitaire). Ainsi, il devient de plus en plus difficile pour notre organisme de fonctionner correctement et de rester en bonne santé – et à un certain moment, il «disjoncte». C'est ce qu'on appelle la «réaction allergique».

Elle peut s'exprimer sous forme d'éruptions cutanées et d'inflammation de la peau (dermatite, eczéma), de gonflement et de sécrétions des muqueuses (rhume des foins), de troubles des voies respiratoires (asthme bronchique allergique) et de l'intestin ainsi que, dans les cas extrêmes, d'une hypotension et d'une perte de conscience (choc anaphylactique) qui peut représenter un risque vital foudroyant. C'est pourquoi un médecin urgentiste doit immédiatement être contacté en cas de forte réaction allergique!

Pour guérir les allergies et leurs conséquences, de nombreux facteurs de causalité doivent être gérés. Les pierres curatives peuvent s'avérer utiles à cet égard. Les pierres sélectionnées pour la pharmacie de poche permettent également de contribuer à un soulagement rapide des troubles aigus.

Aigue-marine

La pierre curative numéro 1 en cas d'allergies est l'aigue-marine. Elle appartient à la famille des béryls, des cyclosilicates contenant de l'aluminium et du béryllium. Les cyclosilicates réduisent les tensions et améliorent le flux d'énergie dans le corps. Grâce à cela, ils facilitent la régulation du métabolisme et l'activité du système immunitaire. Dans ce contexte, l'aluminium contribue à la désacidification et au renforcement de la propre identité, tandis que le béryllium contribue à la correction des processus nuisibles et autodestructeurs sur le plan physique et sur le plan mental. La couleur de l'aigue-marine est un facteur de sérénité; elle a

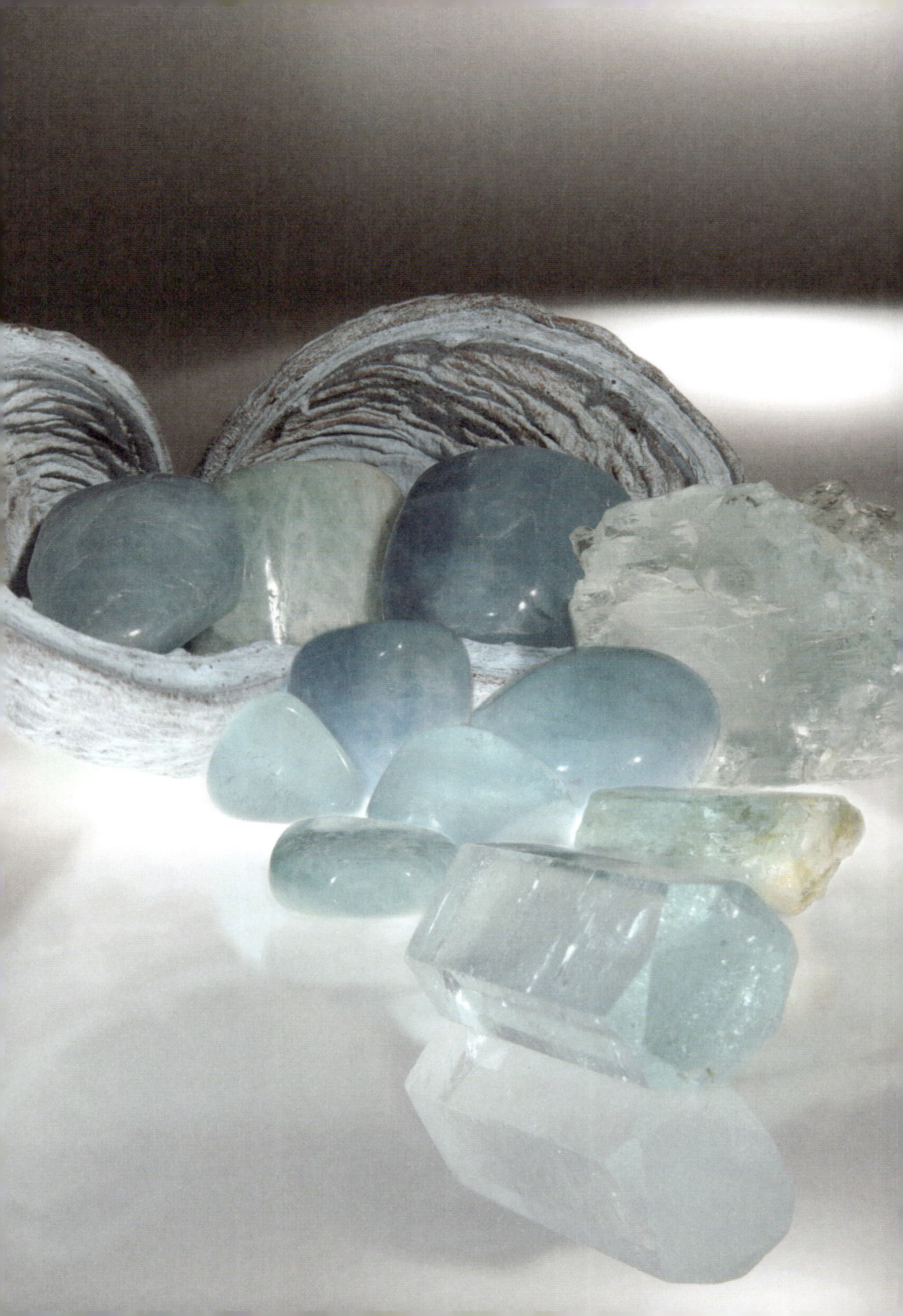

un effet rafraîchissant et apaisant sur les fluides corporels et sur tous les processus qui s'y déroulent.

Ces facteurs font de l'aigue-marine la meilleure pierre curative en cas d'allergie. Son effet extraordinairement puissant est connu contre le rhume des foins, mais elle est également utile contre les éruptions cutanées, les démangeaisons, les yeux qui brûlent, de nombreux problèmes des voies respiratoires, l'asthme, les troubles digestifs, les intolérances alimentaires, les maladies auto-immunes et les problèmes de thyroïde.

Comme l'aigue-marine fortifie également les nerfs, elle contribue aussi à réduire le stress et les contraintes qui forment souvent l'arrière-plan émotionnel des allergies : lorsque « c'en est trop sur tous les fronts », nous ne parvenons plus à absorber et à digérer certaines perceptions (intolérances alimentaires), nous en avons « plein le nez » (rhume des foins), nous réagissons de manière « allergique » à beaucoup de choses (le mot parle de lui-même), nous réagissons « à fleur de peau » (éruptions cutanées) ou nous « étouffons » (asthme). À la fin, l'effondrement nous menace...

Le profond effet de l'aigue-marine repose précisément sur le fait qu'elle soutient le rétablissement d'un équilibre sain dans les fluides corporels (y compris la lymphe et les tissus), et que de surcroît elle renforce et détend à la fois l'âme et l'esprit. C'est pourquoi elle est particulièrement utile contre les allergies lorsque ces dernières s'aggravent suite à des complications et à un stress élevé provoqué par des sujets non résolus. Le « nettoyage extérieur » qu'elle soutient contribue aussi au « nettoyage intérieur ».

Autres pierres curatives

L'**améthyste** peut en particulier apporter un soulagement supplémentaire en cas d'éruptions cutanées, de démangeaisons, de sensation d'oppression dans la poitrine et de troubles intestinaux. De plus, elle élimine les tensions internes, permet d'éclaircir le mental et apporte en conséquence la paix intérieure.

L'**aventurine verte** soulage les inflammations et aide en cas d'éruptions cutanées, de fortes démangeaisons, de coups de soleil et d'allergie au soleil. De plus, elle atténue la nervosité et le stress, elle améliore le sommeil et apporte ainsi détente et régénération.

Le **cristal de roche** a un effet rafraîchissant, renforce les nerfs et régule l'équilibre hydrique. Par conséquent, il est utile en cas de muqueuses gonflées, de respiration difficile et d'irritations cutanées mineures. L'ajouter à d'autres pierres de guérison amplifie son effet.

Utilisation

Toutes les pierres curatives mentionnées peuvent directement être posées sur les zones concernées (par exemple les zones de démangeaisons) ou portées sur le corps (par exemple en pendentif ou collier). Si leur contact direct est désagréable, les pierres peuvent être utilisées à une faible distance, par exemple la nuit sous l'oreiller, glissées dans les poches de vêtements ou fixées avec du sparadrap sur un maillot de corps. L'ingestion sous forme d'eau de gemme ou d'élixir de gemme est souvent plus efficace que les applications externes. L'eau d'aigue-marine montre par exemple un effet encore plus intense en cas de rhume des foins avancé. En application externe, l'eau d'améthyste est une aide merveilleuse en cas d'éruptions cutanées et de démangeaisons. Pour plus de détails, voir le chapitre «Applications», à partir de la page 83.

Astuce : Pour une guérison en profondeur des allergies, il est important de réduire le stress et la fatigue, de manger sainement et de prendre en compte les intolérances alimentaires (à faire tester par des médecins / praticiens de santé !), de bien dormir, de détoxifier et de purifier régulièrement le corps.

Estomac et digestion

Des douleurs abdominales peuvent être les signes d'une maladie aiguë ou de tensions émotionnelles. Quasiment tous les organes de la cavité abdominale (estomac, intestin, rate, pancréas, foie, vésicule biliaire, reins, vessie, utérus, etc.) peuvent en être des déclencheurs, tout comme des vertèbres déplacées ou des impacts externes dus à des chocs et à des chutes. Quant à l'état psychologique, il peut lui aussi être impliqué : des expériences « difficiles à digérer », des perceptions et des pensées (soucis) peuvent « taper sur l'estomac ». Des décisions difficiles à prendre peuvent affecter l'intestin grêle qui quant à lui doit toujours décider quelle nourriture sera assimilée et laquelle non. Quand nous ne sommes pas « au clair » avec nous-mêmes (culpabilité), cela affecte cet organe de nettoyage qu'est le côlon. Les problèmes relationnels « affectent les reins », si vous êtes fâché on parlera d'« échauffement de la bile », tandis que la perte de la joie de vivre affecte la rate et le pancréas.

Par conséquent, une grande partie de notre état psychique se reflète dans la cavité abdominale où sont réunis la plupart des organes internes. C'est pourquoi la désignation générale de « maux de ventre » est souvent beaucoup trop vague pour permettre d'apporter un véritable soulagement. Les pierres curatives mentionnées dans la pharmacie de poche doivent donc être considérées comme un «premier secours», car elles soulagent beaucoup de choses par le renforcement et l'harmonisation des organes abdominaux, et elles peuvent aussi influer positivement sur les états psychiques. Cependant, elles (ou d'autres pierres curatives) ne permettent d'obtenir un effet plus profond que lorsque la véritable cause a été identifiée, ce qui permet de choisir alors avec précision la pierre curative appropriée.

C'est pourquoi toute douleur abdominale et tous les troubles digestifs devraient impérativement être examinés par un médecin ou un thérapeute. Les douleurs abdominales pouvant quelquefois exprimer des problèmes graves voire entraîner un risque vital, elles ne devraient être traitées qu'avec des conseils d'experts, surtout si elles sont d'apparition violente et soudaine ou si elles durent longtemps!

Agate

L'agate résulte d'une formation et d'une structuration rythmiques de couches de silice dans des géodes et d'autres cavités rocheuses. À partir de la silice qui est extraite de la roche environnante par des liquides chauds se forme un gel qui chemise la cavité de la même manière que le ferait une muqueuse. Par des processus rythmiques, ce gel se subdivise lors de sa solidification en billes semblables à des cellules et en brides ressemblant à la peau, ce qui génère une grande variété de formes qui confèrent à chaque agate un dessin unique. L'agate est donc une merveilleuse «image miroir» de l'abdomen dans laquelle divers organes ont leur place, et ces derniers y sont souvent représentés dans ses «dessins» comme dans un livre d'anatomie. En outre, la structure fine de l'agate correspond à la structure des différents tissus, cellules et organes.

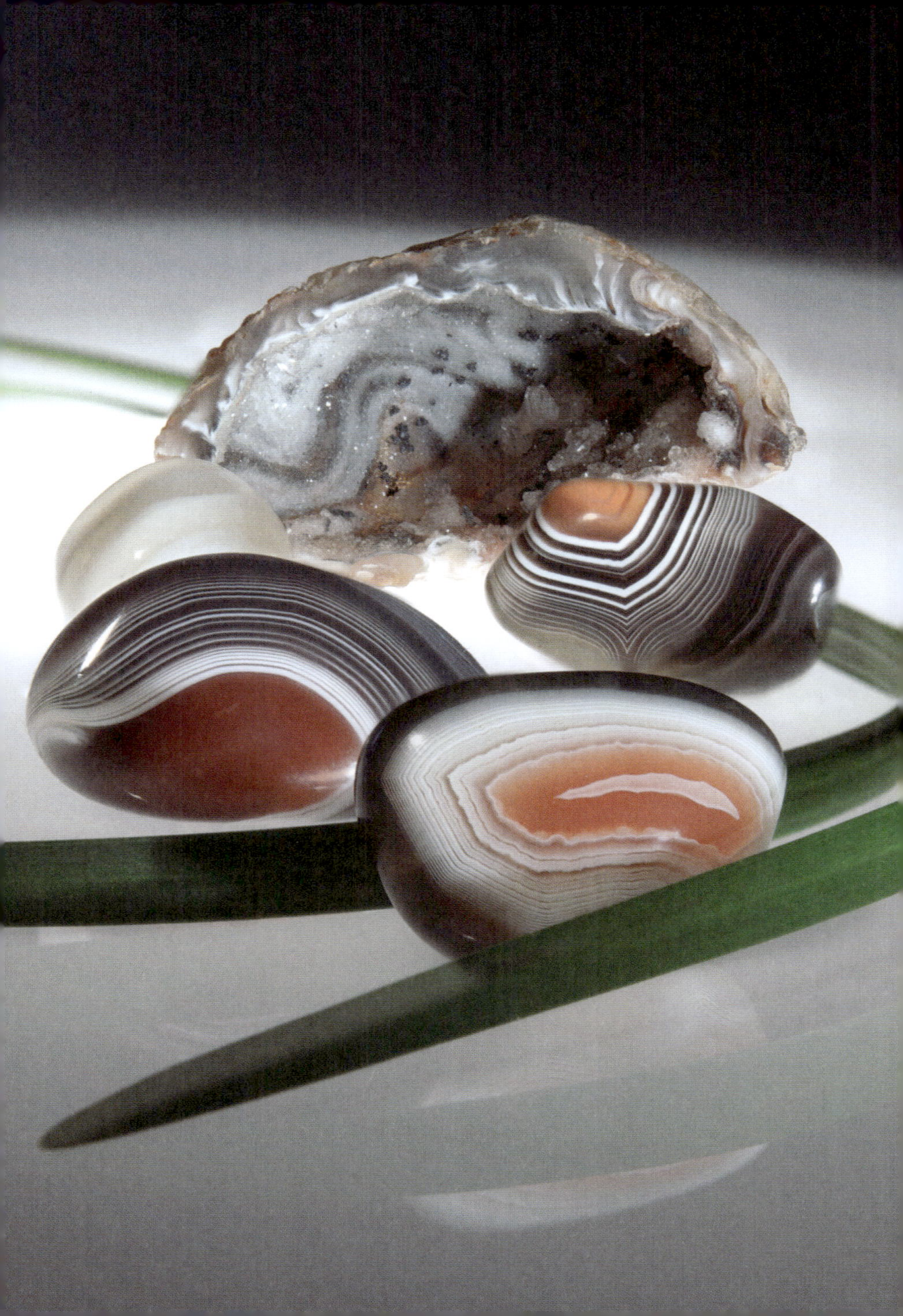

C'est pourquoi l'agate exerce un effet de renforcement, de tonification et en même temps d'harmonisation sur tous les organes de la cavité abdominale. Elle renforce le tissu de soutien qui les enveloppe, assurant ainsi leur protection extérieure et leur maintien dans la bonne position. En même temps, elle favorise le renouvellement des cellules et des tissus, et donc la régénération continue de tous les organes. Elle améliore le métabolisme des tissus, l'apport en nutriments et l'élimination des toxines et des déchets, ce qui soutient les organes dans leur fonction et renforce le système immunitaire. Comme l'agate protège également tous les vaisseaux sanguins, elle facilite la connexion des organes entre eux, les apports mutuels et la distribution des substances nécessaires. L'agate «met le ventre en forme» pour qu'il puisse assumer toutes ses tâches, la digestion et les performances métaboliques, ainsi que la guérison des infections et des inflammations. L'agate est *la* pierre curative qui peut être utile en cas de maux de ventre non spécifiques, de nausées, de vomissements, de diarrhées et pour tous les troubles de l'estomac, de la rate, du pancréas, des intestins, du foie, de la vésicule biliaire, des reins, de la vessie, de l'utérus, etc.

L'agate renforce la protection, la sécurité et la confiance, de sorte qu'elle est également d'un grand secours dans de nombreux contextes psychiques que nous avons décrits plus haut. Elle favorise la stabilité émotionnelle et la concentration mentale, nous aidant ainsi à «bien digérer» tout ce qui nous touche, nous émeut et nous bouleverse!

Autres pierres curatives

L'**améthyste** est utile en cas de diarrhée, de légères nausées et de ballonnements, ainsi que pour atténuer les conséquences de soucis, d'une mauvaise conscience et de sentiments de culpabilité.

L'**aigue-marine** est utile en cas de symptômes pancréatiques et biliaires, en cas de réactions allergiques et pour atténuer les conséquences du stress et du surmenage.

La **calcite** soutient la flore intestinale, améliorant ainsi l'absorption des nutriments, et est utile en cas de troubles digestifs (ballonnements, constipation, diarrhée).

L'**héliotrope** renforce le système immunitaire et est par conséquent utile en cas d'infections intestinales, d'inflammations, d'ulcères ainsi que de nausées et de troubles biliaires.

La **magnésite** soulage les tensions, la nervosité et le stress ainsi que les migraines, les crampes, les nausées, les brûlures d'estomac, les troubles gastriques et biliaires.

La **pierre de lune** est utile contre les conséquences de troubles hormonaux tels que les douleurs menstruelles et les troubles ovariens et utérins.

La **rhodonite** est utile en cas d'ulcères, de saignements, d'hémorroïdes, de démangeaisons autour de l'anus, ainsi que pour soulager les conséquences de blessures physiques ou morales.

La **tourmaline noire** est utile contre la paresse intestinale, les ballonnements, la constipation et les conséquences des tensions internes ou des sentiments de vulnérabilité.

Utilisation

Toutes les pierres curatives mentionnées peuvent être directement posées sur les zones concernées (par exemple les zones douloureuses) ou portées sur le corps (par exemple sous forme de pendentif ou de collier). Les passer sur l'abdomen en effleurements dans le sens des aiguilles d'une montre (le trajet du côlon) apporte souvent un soulagement significatif. Mais dans de nombreux cas, l'ingestion sous forme d'eau de gemme ou d'élixir de gemme est ce qu'il y a de plus efficace. Pour plus de détails à ce sujet, voir le chapitre «Applications» à partir de la page 83.

Astuce : Vous trouverez une description plus détaillée de l'agate et ses effets dans *L'Encyclopédie des pierres thérapeutiques* du même auteur.

Inflammations et coups de soleil

Les inflammations sont des réactions de défense non spécifiques et localisées de notre système immunitaire en réponse à des stimuli dommageables. Par l'accumulation de liquides, l'augmentation locale ou générale de la température corporelle et celle des cellules immunitaires, le corps tente de maîtriser une influence dommageable et de réparer les dégâts déjà apparus dans les tissus. Étant donné qu'une inflammation est une mesure de réparation, il est important de ne pas simplement la supprimer, mais d'en éliminer les causes et de soutenir la régénération des zones endommagées – suite à cela, l'inflammation devient superflue et disparaît d'elle-même.

Les déclencheurs d'une inflammation peuvent être des stimuli mécaniques tels qu'une friction, une pression ou une blessure, mais aussi un corps étranger qui a pénétré ou qui s'est incorporé dans le corps, un excès de chaleur ou de froid, des radiations, des acides, des alcalis, des substances toxiques, des réactions allergiques, des enzymes déviées, des agents pathogènes (bactéries, virus, champignons, parasites) ou des produits métaboliques morbides (cristaux d'acide urique, toxines, tumeurs, tissus en décomposition).

Les inflammations se manifestent généralement (mais pas toujours !) par cinq symptômes typiques : rougeur, chaleur, gonflement, douleur et limitations fonctionnelles dans la zone touchée. Pour empêcher la propagation d'une inflammation dans les tissus, les vaisseaux lymphatiques ou le sang, les membres affectés devraient autant que possible être mis au repos ou la personne devrait s'aliter. De plus, il est indispensable en tel cas de consulter un médecin ou un praticien de santé, afin que les causes de l'inflammation puissent être déterminées, que le bon traitement puisse être mis en place et que les complications puissent être évitées !

Les pierres curatives peuvent en tout cas être utilisées pour le soulagement et la guérison d'inflammations, car elles ne nuisent pas à d'autres traitements et peuvent parfois éviter le recours à des médicaments plus forts tels que la cortisone.

Aventurine verte

L'aventurine verte est un quartzite contenant du mica, une pierre métamorphique, autrement dit une roche riche en quartz qui s'est formée sous la pression et avec de la chaleur. Avec ses 3,3 milliards d'années, elle fait partie des roches les plus anciennes de la Terre et est apparue à une époque où la surface de la planète était encore exposée à un puissant rayonnement cosmique. Le scintillement typique de l'aventurine est causé par de fines paillettes de chrome-mica encore appelées « fuchsite », qui confèrent aussi sa couleur verte à la totalité de la pierre.

L'élément colorant de la fuchsite est le chrome (du grec chromos = couleur !). Le chrome est toxique et fait partie des substances qui peuvent déclencher des inflammations violentes, tenaces et parfois mortelles. Suivant le principe « les semblables soignent les semblables », le chrome est utilisé avec succès dans des médicaments homéopathiques

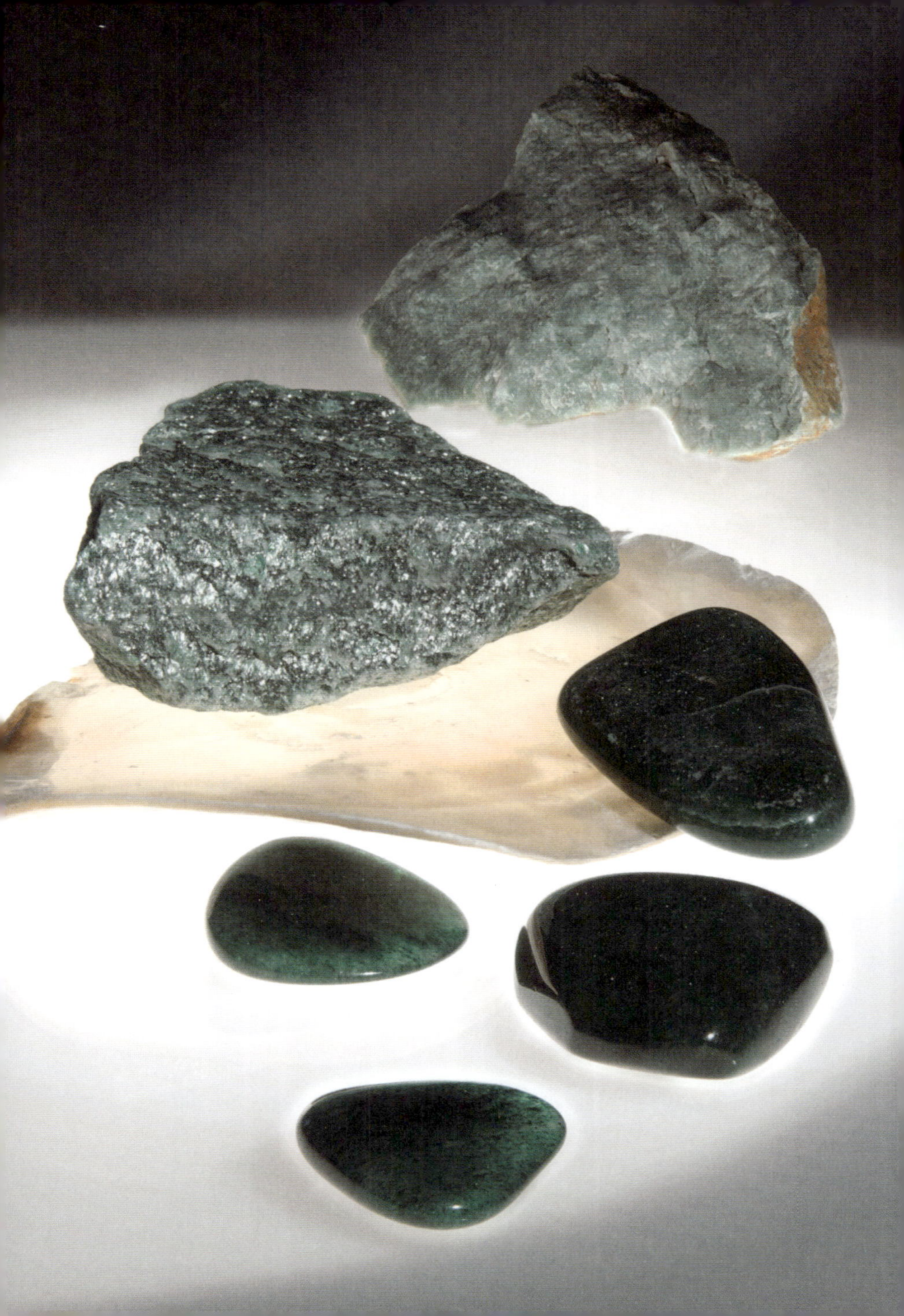

pour soigner les inflammations. C'est tout à fait comparable avec la lithothérapie : ce sont en particulier les pierres dans lesquelles le chrome génère la couleur verte (aventurine, diopside chromé, émeraude, zoïsite, etc.) qui s'avèrent très utiles pour le soulagement et la guérison des inflammations.

Ainsi, l'aventurine est utile contre de nombreuses formes d'inflammation, quelles qu'en soient la cause, la localisation et la gravité. Comme elle accélère de manière étonnante les processus de réparation et de régénération, de nombreuses inflammations se résorbent rapidement. Contrairement à d'autres pierres qui soulagent habituellement par leur effet refroidissant, on peut réellement parler de guérison dans le cas de l'aventurine verte. Elle est donc utilisée avec succès en cas d'inflammations de la peau, des muqueuses, du tissu conjonctif (également après des piqûres d'insectes), des vaisseaux sanguins, des articulations, des tendons, des nerfs, des organes sensoriels ainsi que de nombreux organes internes. L'aventurine verte donne également de bons résultats dans les cas d'infections et de maladies rhumatismales, ainsi qu'après des coups de soleil et des insolations. Elle fait partie des pierres curatives numéro 1 de cette catégorie, conjointement avec le quartz prase qui lui est géologiquement apparenté !

Sur le plan psychique et mental, l'aventurine verte favorise la sérénité, la détente et la tranquillité d'esprit. Elle aide à accepter certaines circonstances et favorise la relaxation, la régénération et un bon sommeil.

Autres pierres curatives

L'**agate** qui présente des nuances roses (« signature inflammatoire ») est très utile en cas d'inflammations localisées du tissu conjonctif et d'inflammations des organes internes.

L'**améthyste** soulage les coups de soleil, les inflammations de la peau ainsi que les processus purulents ; elle peut même contribuer à la régression d'abcès.

L'**aigue-marine** est utile en cas d'inflammation des yeux ainsi que des inflammations causées par des allergies ou des maladies auto-immunes.

Le **cristal de roche** a un effet rafraîchissant et peut ainsi soulager les inflammations, en particulier dans le domaine de la peau et les muqueuses.

L'**héliotrope** est l'une des meilleures pierres curatives en cas d'inflammation. Elle favorise un succès rapide de la réponse immunitaire, de sorte que les inflammations de toutes sortes peuvent régresser de manière naturelle.

La **rhodonite** est utile en cas de piqûres d'insectes et d'inflammations consécutives à des blessures.

Utilisation

En cas d'inflammations locales, toutes les pierres curatives mentionnées peuvent être directement posées sur les zones concernées ou portées sur le corps (par exemple sous forme de pendentif ou de collier). L'ingestion sous forme d'eau de gemme ou d'élixir de gemme est également très efficace en cas d'inflammation – l'idéal étant de combiner l'application externe avec l'application interne. Pour les inflammations superficielles, les brûlures légères ou les coups de soleil, la vaporisation d'eau de gemme est très agréable. En cas d'insolation et de coup de soleil, disposer des quartz d'aventurine en cercle autour du corps et demander à quelqu'un de les éloigner du corps de quelques centimètres supplémentaires chaque minute – cela apporte souvent un soulagement étonnamment rapide des troubles. Pour plus de détails à ce sujet, voir le chapitre «Applications», à partir de la page 83.

Astuce : Pour que les inflammations puissent réellement guérir, il est important d'en traiter également les maladies sous-jacentes.

Cœur et circulation

Les problèmes cardiaques tels que les palpitations, la tachycardie, l'arythmie et les sensations d'oppression, les douleurs et les sensations de brûlure dans la région du cœur, souvent associés à de l'anxiété et à de l'essoufflement, peuvent être la conséquence d'efforts inhabituels ou d'un stress émotionnel, mais aussi des signes indiquant une maladie grave (insuffisance cardiaque, rétrécissements vasculaires, etc.) qui doit être traitée rapidement pour éviter des dommages et un risque vital. C'est pourquoi il est impératif de consulter un médecin dans les cas aigus ou de se rendre aux urgences ! Les pierres curatives ne sont utilisées qu'ensuite.

Il en va de même pour les problèmes circulatoires qui peuvent s'exprimer par une tension artérielle élevée, basse ou soudain fluctuante, un pouls variable et de l'anxiété, une pâleur, des étourdissements, des évanouissements, des sueurs froides, des tremblements au niveau des membres, et même un collapsus circulatoire. Là aussi, les soins médicaux sont une priorité absolue et la lithothérapie ne peut intervenir qu'ensuite.

Outre le soulagement des symptômes décrits ci-dessus, l'utilisation de pierres curatives vise principalement l'arrière-plan de la maladie : les problèmes cardiaques et

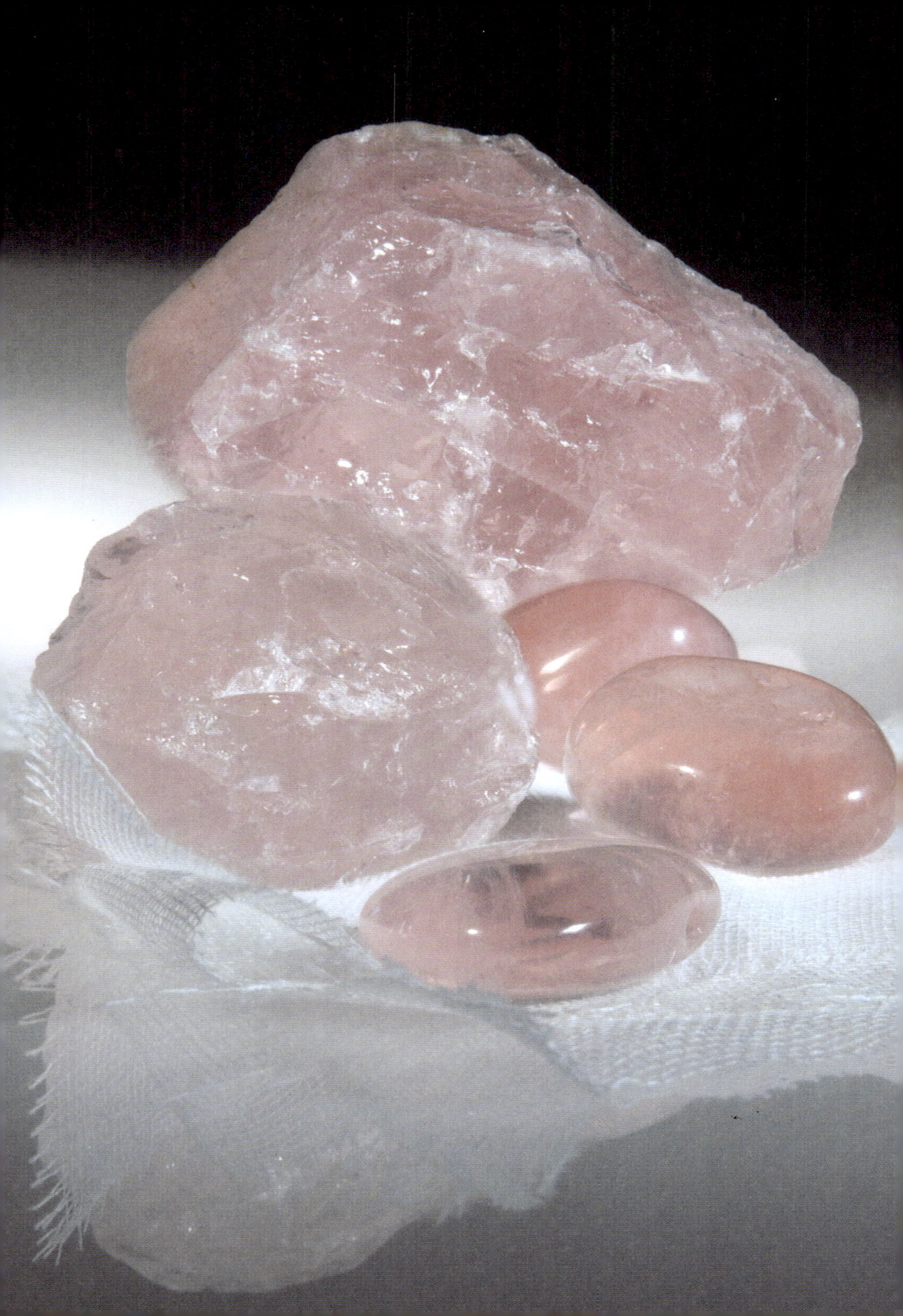

circulatoires expriment toujours une dégradation de notre force vitale! Ceux qui ont un «cœur fort» font preuve de courage (le mot «courage» est dérivé du mot «cœur»), de bonté (cordialité), d'empathie (bon cœur), de compréhension (écouter avec le cœur) et de prévenance «qui vient du cœur». D'autre part, le cœur souffre de chagrins (avoir quelque chose sur le cœur), de stress (prendre les choses trop à cœur) ou de blessures émotionnelles (cœur brisé). Notre rythme cardiaque est souvent le reflet de notre rythme de vie, et lorsque nous sommes sous pression, cela affecte notre tension artérielle. Les troubles circulatoires en revanche sont souvent associés à des exigences excessives, de pair avec un sentiment d'impuissance, le sentiment de ne pas parvenir à maîtriser sa vie, ou la perte de la joie de vivre lorsque notre vie ne correspond plus à nos besoins et à nos aspirations. Par conséquent, le meilleur tonifiant pour la circulation est l'enthousiasme! Et les pierres peuvent justement contribuer à retrouver le courage, la force vitale et l'enthousiasme!

Quartz rose

Le quartz rose est l'une des pierres curatives les plus importantes pour le cœur et la circulation. Il est issu de magma liquide, l'énergie de l'intérieur de la Terre, et forme de grandes masses. Sa couleur rose provient des fines inclusions de dumortiérite, un minéral qui est également connu en lithothérapie comme la «pierre qui nous fait voir la vie avec plus de légèreté». Ces facteurs font du quartz rose une pierre puissante (énergie magmatique) dont l'effet se manifeste pourtant en douceur (couleur rose). La capacité à conserver une certaine légèreté, même dans des situations stressantes (dumortiérite), réduit de surcroît le stress, la pression et les problèmes émotionnels, et apporte du bien-être physique.

Cependant, l'aspect le plus important pour le renforcement du cœur est la capacité du quartz rose à remettre au premier plan les besoins de base que sont le repos, le sommeil, la détente, l'alimentation, la chaleur humaine, la protection et la sécurité. Cela renforce notre vitalité, et ainsi, notre mode de vie change (presque) automatiquement pour devenir plus bénéfique pour le cœur. En outre, le quartz rose nous incite à donner plus d'espace dans notre vie aux aspects qui nous offrent du bien-être, du plaisir et la satisfaction de nos besoins émotionnels, ce qui fait revenir la joie de vivre et l'enthousiasme ; nous pouvons alors aller vers les autres avec cordialité, avec gentillesse et un cœur ouvert. Le quartz rose apaise les chagrins d'amour et permet d'accepter et de donner de la chaleur humaine. Il rend sensible et empathique et favorise l'amour, la compassion et la sensualité.

Dans ce contexte, le quartz rose est utile pour de nombreux troubles cardiaques et circulatoires : il aide en cas d'arythmie cardiaque, améliore la circulation sanguine dans le cœur et l'afflux sanguin, aide en cas d'insuffisance cardiaque et stabilise l'activité cardiaque pendant l'exercice et les efforts prolongés (également ceux dus à des problèmes émotionnels). Le quartz rose soulage les palpitations (augmentation de la fréquence cardiaque), exerce un effet libérateur en cas de sensations d'oppression ou d'anxiété, ainsi que dans les cas de peurs et de névroses cardiaques (troubles cardiaques sans cause organique qui affectent le cœur en raison d'une peur). De plus, le quartz rose stabilise la circulation (tant l'hypertension que l'hypotension) et améliore l'irrigation sanguine.

Autres pierres curatives

L'**agate** renforce le cœur, protège les vaisseaux sanguins et stabilise l'appareil circulatoire. Elle apporte la sécurité et par conséquent, elle a un effet stabilisant sur le plan émotionnel.

L'**améthyste** fait baisser la tension artérielle et soulage ainsi le cœur. Elle a également un effet libérateur sur les sentiments d'oppression ou d'anxiété.

L'**aventurine verte** contribue à éviter les dépôts dans les artères coronaires et à prévenir l'infarctus.

L'**héliotrope** soulage les inflammations (ainsi que les conséquences des refroidissements qui traînent en longueur) et est utile en cas de rétrécissements des vaisseaux sanguins. Il est utilisé pour prévenir l'infarctus et comme pierre d'urgence en cas de crise cardiaque (jusqu'à ce que l'ambulance arrive).

La **magnésite** diminue la tension artérielle, soulage le cœur et aide à atténuer les effets du surmenage ou des longues périodes de stress.

La **rhodonite** fortifie le cœur, en particulier après des maladies et des interventions chirurgicales, et stabilise la circulation en cas d'hypotension.

Utilisation

En cas de troubles cardiaques, toutes les pierres peuvent être directement posées sur la zone du cœur ou portées sur le corps (par exemple en pendentif ou collier). En cas de troubles circulatoires, les colliers ou les bracelets peuvent être utiles et des massages doux (!) avec des pierres précieuses sont utiles en cas de troubles circulatoires localisés. De manière générale, une eau de gemme ou un élixir de gemme peut être ingéré, mais il est recommandé de commencer par l'application externe qui est plus facile à doser et à réguler en fonction de sa durée. Les cercles de pierres comme ceux qu'on dispose autour d'un lit ont un puissant effet stabilisateur. Pour plus de détails, voir le chapitre «Applications» à partir de la page 83.

Astuce : L'alimentation, la désintoxication et la réduction du stress sont également d'importants facteurs pour la guérison des maladies cardiovasculaires.

Troubles hormonaux

Les hormones sont produites dans les glandes endocrines et sont des médiateurs circulant dans le sang qui régulent la croissance, le développement, le métabolisme, le cycle du sommeil et de l'éveil ainsi que la fertilité, les pulsions sexuelles et la réaction aux situations d'urgence (adrénaline) ou à des stress prolongés (hormones du stress). Dans l'ensemble, le système hormonal sert à adapter l'organisme aux tâches fluctuantes suivant le rythme circadien, mensuel et annuel, les différents âges de la vie (enfance, jeunesse, âge adulte, vieillesse) ainsi qu'aux situations du moment. Les hormones contrôlent l'activité de nombreux organes et fonctions du corps et sont étroitement liées avec nos émotions.

L'équilibre hormonal est contrôlé par l'hypophyse (glande pituitaire) qui reçoit de l'épiphyse (glande pinéale) les informations sur les rythmes naturels (jour et nuit, phases de la lune) et qui est stimulée par des impulsions du cerveau. La glande pituitaire à son tour régule l'activité des autres glandes endocrines comme la thyroïde (croissance, métabolisme), les surrénales (circulation, réactivité, stress) ou les gonades (testicules, ovaires, utérus). Si l'ensemble de ce système fonctionne, nous avons un organisme capable de réagir de manière flexible à toutes les situations. S'il y a

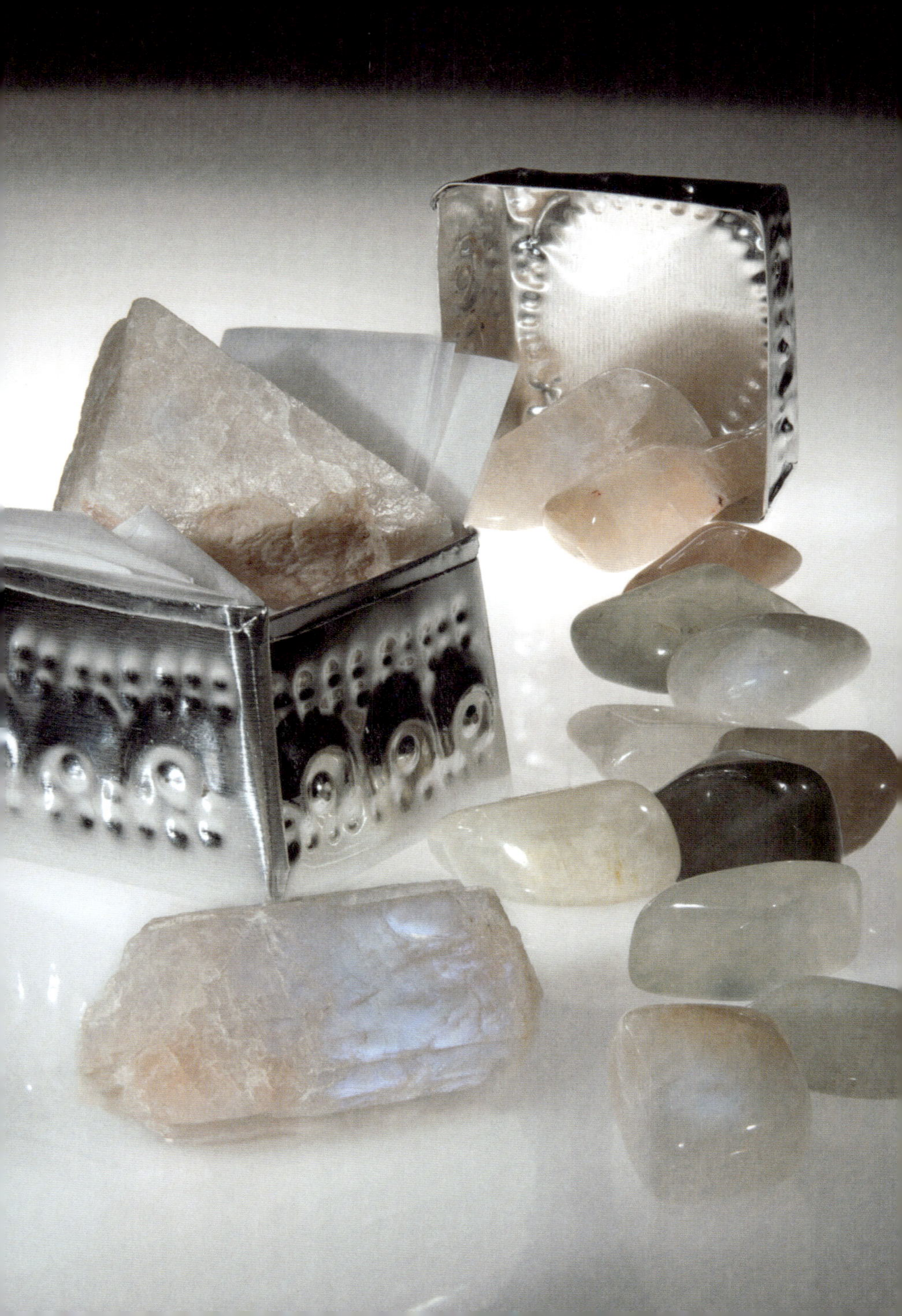

des perturbations ou des déficiences, des troubles ou des maladies peuvent apparaître dans certaines situations.

Les périodes de changements hormonaux sont particulièrement sensibles. Cela se reflète dans l'alternance entre jour et nuit (beaucoup de personnes ne parviennent plus à passer en «mode nuit» en raison de la lumière artificielle et de la TV), dans les changements de phases lunaires (cycle menstruel), au cours de l'année (crises saisonnières) pendant la grossesse et l'accouchement ou dans les nouvelles phases de la vie (puberté, ménopause). Si notre système hormonal est en équilibre, ces changements passent relativement inaperçus. Mais s'il est perturbé, des troubles physiques ou émotionnels, une fragilité psychique et une confusion mentale peuvent se produire à certains moments. Les pierres curatives peuvent atténuer un grand nombre de ces phénomènes et contribuer au rétablissement de l'équilibre hormonal.

Pierre de lune

La pierre de lune est la pierre de guérison n° 1 en cas de troubles hormonaux. C'est un feldspath issu de roches chaudes fondues (magma) avec une structure lamellaire spéciale qui s'est formée pendant le refroidissement de la roche à partir du mélange de feldspath de potassium et de sodium. La lumière se reflète sur ces fines lamelles et crée le chatoiement typique de couleur blanche à bleutée sur la surface de la pierre. De même, la pierre de lune est surtout utile lorsque les processus de changement brisent un ordre antérieur et qu'il est nécessaire de trouver un nouvel équilibre. On peut cibler une harmonisation de processus internes tout comme une harmonisation entre le monde intérieur et le monde extérieur. C'est pourquoi l'effet et l'utilisation de la pierre de lune présentent un lien avec les cycles lunaires (quel heureux hasard !).

La pierre de lune s'adresse directement à la glande pituitaire et à la glande pinéale, et peut par conséquent être utilisée pour tous les problèmes causés par un trouble de la régulation hormonale centrale. Elle contribue à rétablir l'équilibre hormonal de concert avec la nature, les événements émotionnels et d'autres mécanismes de régulation du corps. La pierre de lune régule les troubles du métabolisme provenant de l'hypophyse (œdèmes, prise de poids, douleurs articulaires) ainsi que l'hyperthyroïdie et l'hypothyroïdie. Elle est utile en cas d'infertilité et de troubles des organes génitaux ainsi que dans tous les changements hormonaux: la pierre de lune réduit les fluctuations émotionnelles durant la puberté et est utile en cas d'acné juvénile. Elle réduit de nombreux troubles en début de grossesse (fringales, nausées, constipation, œdèmes, fatigue, troubles du sommeil) et après la naissance (y compris les peurs, les crises et les dépressions). Elle atténue les symptômes de la ménopause chez les femmes (bouffées de chaleur, palpitations, migraines, sautes d'humeur) tout comme chez les hommes (fatigue, dépression, problèmes d'impuissance). La pierre de lune est utile en cas de règles douloureuses, irrégulières, absentes, excessives ou trop faibles. Sur le plan de l'âme et de l'esprit, elle favorise l'intuition, la profondeur émotionnelle, l'empathie et une perception subtile. Elle aide à se souvenir des rêves et est utile en cas de somnambulisme.

Autres pierres curatives

L'**agate** a un effet stabilisant sur le plan émotionnel lors de changements hormonaux et peut soulager les troubles menstruels et de la ménopause.

L'**améthyste** réduit les hormones du stress, soulage les bouffées de chaleur, réduit la libido et soutient l'alternance jour / nuit.

L'**aigue-marine** a un effet régulateur sur le contrôle hormonal de la glande pituitaire et est utile en cas d'hyperthyroïdie ou d'hypothyroïdie.

Le **cristal de roche** harmonise la régulation hormonale centrale et ses effets sur le métabolisme, la croissance et le développement.

Le **quartz rose** favorise la fertilité, aide en cas de dysfonction érectile et d'autres troubles hormonaux des organes sexuels.

La **tourmaline noire** favorise l'équilibre de l'ensemble du système endocrinien et soulage les troubles hormonaux provoqués par la pollution électromagnétique.

Utilisation

Les pierres curatives mentionnées développent un effet marqué sur la régulation hormonale lorsqu'elles sont posées sur le front. Sur le point situé entre les yeux (le «troisième œil»), elles exercent une influence sur l'hypophyse, et à la racine des cheveux, sur la glande pinéale. De plus, ces pierres peuvent être portées en collier ou bracelet, et posées ou collées sur (ou près de) certaines glandes endocrines. En cas de troubles hormonaux, l'ingestion d'eau de gemme ou d'élixir de gemme est particulièrement efficace, tout comme la combinaison d'applications internes et externes. Les cercles de pierres que l'on dispose autour du lit ou dans lesquels on reste plusieurs fois par jour sont eux aussi utiles. Pour la pierre de lune, assurez-vous de commencer autant que possible son utilisation lors de la nouvelle lune et de la poursuivre sur un cycle lunaire entier.

Toux, rhume, enrouement

Les mots-clés toux, rhume et enrouement nous font penser à la grippe et aux refroidissements, aux inflammations de la gorge et du palais (angine) ainsi qu'à la sinusite et à la bronchite. Le froid peut certes favoriser la propagation d'agents pathogènes présents ou promouvoir la contagion d'agents pathogènes (virus, bactéries) entrés dans les muqueuses des voies respiratoires, mais le froid et l'infection ne sont des facteurs déclenchants que lorsque le système immunitaire est déjà affaibli. Les causes réelles devraient par conséquent être recherchées dans des tissus encrassés dans lesquels le système immunitaire ne peut plus fonctionner que de manière limitée et dans des intestins qui se chargent de plus en plus en toxines au lieu de les éliminer. Dans de tels cas, le nettoyage et l'élimination sont assumés par les muqueuses qui se retrouvent ainsi surchargées – ce qui prépare le terrain pour le rhume.

Maintenir le corps en forme par de l'exercice en plein air, dormir avec la fenêtre ouverte, utiliser l'eau froide (toujours terminer par une douche froide), réaliser une détoxination régulière et si nécessaire un nettoyage intestinal (ce dernier devrait être effectué par des médecins ou des praticiens de santé spécialisés) sont des mesures à effet préventif. De

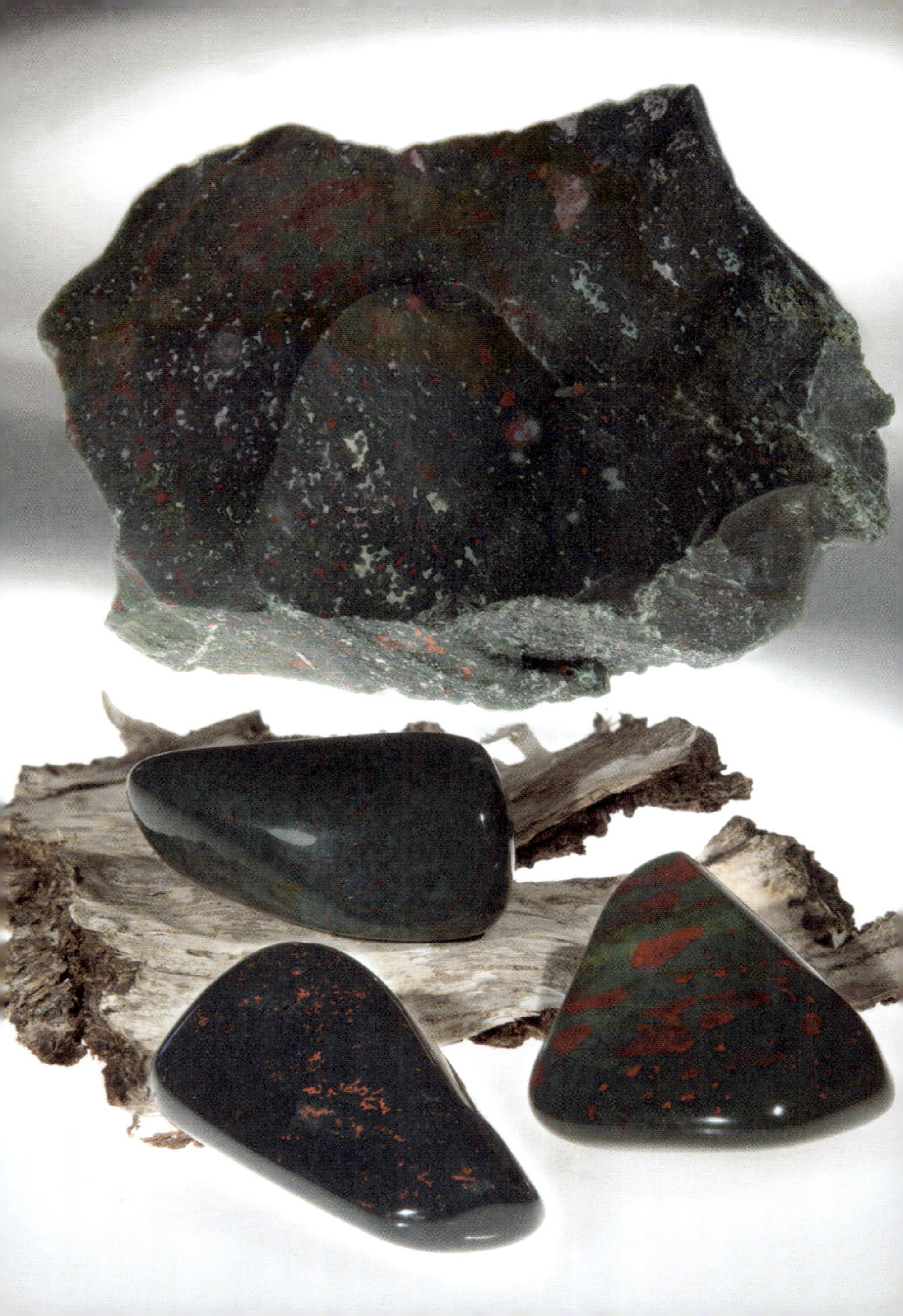

même, les facteurs psychiques doivent être pris en compte : de quoi en avons-nous « plein le nez » ? Qu'est-ce qui nous est resté « en travers de la gorge » ? Qu'est-ce qui nous oppresse ou nous attriste (oppression dans la poitrine, bronchite) ? Où nos limites ont-elles été enfreintes (affaiblissement du système immunitaire) ? Exprimer ces frustrations (aussi en thérapie) et modifier notre vie en conséquence (éventuellement avec le soutien de conseils appropriés) est la meilleure protection contre la grippe et les refroidissements.

L'alitement est ce qu'il y a de plus important pour leur traitement ! Laisser de côté toutes les activités, de sorte que le corps puisse récupérer. À cet égard, la fièvre est une mesure importante ! Il ne faut la faire baisser que si elle met la vie en danger. Le meilleur soutien que nous puissions apporter au processus de guérison est de renforcer notre système immunitaire et de soutenir l'élimination des toxines. Et c'est justement ce que les pierres curatives soutiennent, ainsi que la résolution des contextes mentionnés ci-dessus.

Héliotrope

L'héliotrope est l'une des plus importantes pierres curatives en cas de refroidissement. C'est un quartz formé à partir de solutions chaudes d'origine magmatique avec de minuscules cristaux de nature fibreuse (calcédoine) ou granulaire (jaspe). Sa couleur vert foncé provient de l'incorporation de chlorite, et ses points rouges sont des inclusions d'hématite. Provenant lui-même d'un liquide chaud avec diverses substances dissoutes, il est aussi celle des pierres curatives qui symbolise les « tisanes contre les refroidissements ».

L'héliotrope fonctionne le mieux lorsque les premiers signes de maux de gorge, de congestion nasale ou de mal-être se manifestent discrètement. Plus vite il est alors utilisé, plus il sera efficace. L'héliotrope soutient les mesures de défense non spécifiques par lesquelles le système immunitaire réagit en première instance aux agents pathogènes. Si elles ne suffisent pas, des cellules immunitaires spécifiques doivent être formées. Mais cela prend du temps, et c'est à ce moment que nous tombons malades. L'héliotrope continue alors de soutenir le système immunitaire, la circulation lymphatique et l'élimination des toxines, ce qui atténue le processus de la maladie et rend de nombreux symptômes plus supportables ; mais c'est le système immunitaire qui doit réaliser la guérison – et cette dernière exige du repos et du temps ! Le repos strict au lit est alors le plus important !

Dans de telles conditions, l'héliotrope montre un large spectre d'actions : il soulage la toux, le rhume, les maux de gorge, l'enrouement, l'angine, la bronchite, les sinusites et les otites moyennes. Il contribue également à éviter des complications telles que la pneumonie, la méningite ou à prévenir les infections du cœur. Bien qu'un simple rhume ou une petite toux puissent être traités par le patient lui-même, il est recommandé de consulter un médecin ou un praticien de santé, afin d'éviter de telles complications, surtout si la maladie s'aggrave.

Pour ce qui concerne les origines de la maladie, l'héliotrope soutient les capacités de limitation et de défense. Il renforce notre contrôle sur notre propre vie, et nous aide ainsi à modifier activement ce qui nous oppresse, ce qui nous reste en travers de la gorge ou ce dont nous avons «plein le nez».

Autres pierres curatives

L'**agate** avec ses nuances roses («signature inflammatoire»), elle peut aider à soulager les inflammations sévères (angine, amygdalite).

L'**améthyste** contribue à soulager la douleur, aide à éviter la pneumonie et favorise la transpiration antipyrétique.

L'**aigue-marine** soulage les maux de gorge, la toux et l'enrouement en relation avec le rhume et les réactions allergiques.

Le **cristal de roche :** en sa qualité de cristal avec une grande surface pointue, il peut être utilisé pour contribuer à faire baisser la fièvre lorsque cette dernière atteint des valeurs dangereuses.

L'**aventurine verte** soulage les inflammations et aide à éviter que le cœur soit affecté par les refroidissements.

La **magnésite** aide en cas de douleurs articulaires à décomposer les toxines et les déchets résultants de la maladie et à les éliminer.

Utilisation

L'efficacité de l'héliotrope est meilleure quand il est porté près du thymus, posé ou collé avec un sparadrap (éventuellement sur le maillot de corps). Son ingestion sous forme d'eau de gemme et d'élixir de gemme est elle aussi utile. L'agate et l'aventurine verte devraient idéalement être posées ou portées sur la zone de l'inflammation. L'améthyste et l'aigue-marine peuvent être utilisées en collier, la magnésite en bracelet et en petites chaînes autour de la cheville. Pour faire baisser la fièvre avec du cristal de roche, on passe la surface de la pointe la plus grande d'un cristal approprié en doux effleurements vers le bas sur le front, le visage, le cou, le tronc et les membres. Si aucun cristal n'est à portée de la main, on peut aussi utiliser un cristal de roche large et poli. Pour plus de détails, voir le chapitre «Applications» à partir de la page 83.

Os et articulations

Les os et les articulations apportent au corps soutien et appui, lui permettent de se tenir debout et lui confèrent sa mobilité. Les os sont le tissu le plus solidifié ; ils ne contiennent que 10 % d'eau, 20 % de protéines et 70 % de composés de calcium. De plus, les articulations contiennent du cartilage, un tissu élastique à la pression et à la flexion, mais qui n'a pas de vaisseaux sanguins. C'est pourquoi le métabolisme (l'apport de nutriments et l'élimination des déchets) n'y est possible que par une lente diffusion. Mais cela fonctionne ! Les os tout comme le cartilage sont constamment régénérés et plus particulièrement renforcés là où ils sont plus fortement sollicités en raison du mouvement et des charges qu'ils subissent. Ainsi, un entraînement physique global (yoga, pilates, qi gong, tai-chi) et un sport (doux) sont avec le calcium, les protéines, la vitamine D (soutient l'absorption de calcium) et la lumière du soleil (constitue la vitamine D) ce qu'il y a de meilleur pour nos os et nos articulations.

Malheureusement, on n'en prend souvent conscience que lorsque des symptômes apparaissent. Outre les blessures (luxation, entorse, fractures osseuses), ce sont surtout les inflammations (arthrite) ou l'usure du cartilage articulaire (arthrose), les problèmes de ménisque et de disques intervertébraux, les dépôts d'acide urique (rhumatismes, goutte), les vertèbres déplacées en raison de problèmes posturaux ainsi que la perte osseuse (ostéoporose) qui sont des sources de problèmes. Outre les thérapies manuelles, la kinésithérapie et l'atténuation des inflammations, les traitements les plus importants sont la désacidification, la détoxination et la purification ainsi qu'un bon apport nutritionnel. Il est fondamental d'éviter les «voleurs de calcium» que sont l'alcool, la nicotine, le coca-cola, les aliments acidifiants, la cortisone et certains autres médicaments.

L'absorption de calcium et son métabolisme dans les os et le cartilage, y compris les processus de régénération nécessaires, peuvent être soutenus avec des pierres curatives. Sur le plan psychique sont également intéressants la sincérité et la disposition intérieure (maux de dos), la souplesse mentale (articulations) ainsi que la flexibilité et le dévouement (troubles des genoux), car chaque «raidissement» mental influence également notre appareil moteur.

Calcite

La calcite est un carbonate de calcium qui est souvent formé dans des sédiments (dépôts de fragments rocheux). Le plus souvent, ce sont des organismes vivants (bactéries, éponges, coquillages, coraux, etc.) qui retirent du calcaire de l'eau afin de former leurs coquilles et leurs squelettes. Lorsque ces derniers meurent, le calcaire est déposé et un récif se forme progressivement. Un grand nombre de nos montagnes calcaires d'aujourd'hui ont surgi de ces récifs – et leur calcaire n'est autre que de la calcite. Lorsque les conditions sont favorables (assez d'espace et de temps), la calcite forme aussi volontiers des cristaux ou des structures compactes, la plupart du temps blanches ou jaunâtres, mais aussi oranges, rouges, vertes ou bleues.

En tant que minéral de calcium qui provient de processus métaboliques naturels, la calcite stimule aussi le métabolisme du calcium dans notre organisme. La calcite exerce

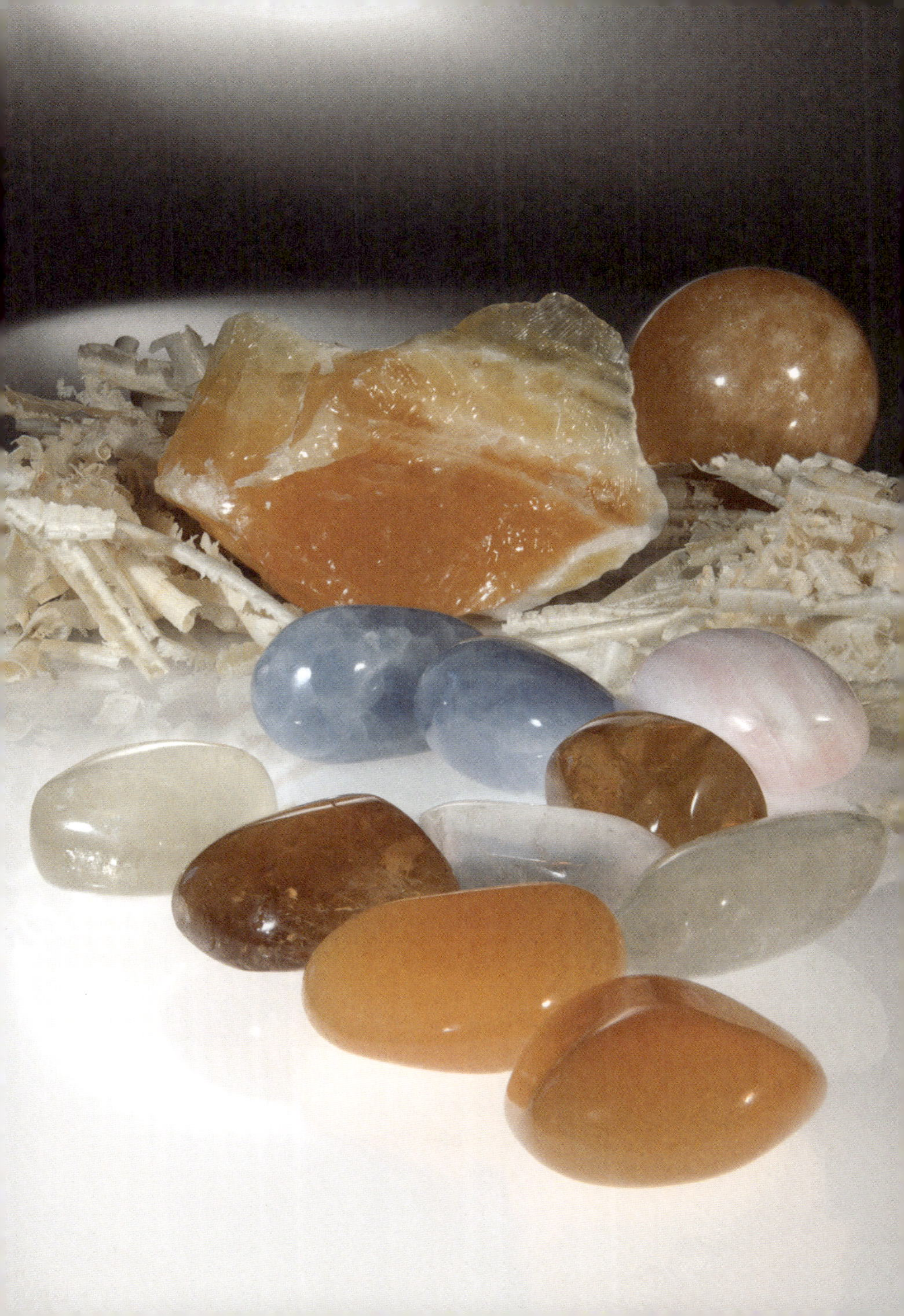

un effet positif sur l'intestin, y favorisant l'absorption du calcium tout en renforçant la flore intestinale, ce qui permet une bonne digestion et inhibe la formation de substances nocives pour les os. Même en application externe, la calcite stimule l'absorption dans la substance osseuse du calcium issu de l'alimentation – à condition que son influence ne soit pas soumise à ces facteurs qu'on appelle «voleurs de calcium». Bien que la substance osseuse et cartilagineuse qui contient du calcium corresponde à un autre minéral (apatite phosphate de calcium), la calcite stimule elle aussi les processus de minéralisation qui incorporent le calcium dans les structures propres du corps. La calcite contribue par conséquent à la biodisponibilité de la substance minérale absorbée. De cette manière, elle favorise la régénération des os et du cartilage.

La calcite peut donc également être utile pour lutter contre la perte osseuse (ostéoporose), l'érosion du cartilage dans les articulations (arthrite), les problèmes de ménisque et de disques intervertébraux ainsi que de nombreux troubles du dos, des genoux et d'autres articulations. Même la guérison des fractures osseuses est accélérée. La calcite verte soulage également les inflammations, par exemple en cas de troubles rhumatismaux et d'inflammations articulaires (arthrite). La calcite soutient la croissance osseuse chez les enfants ainsi que tout leur développement et apporte stabilité mentale, persévérance, confiance et énergie.

Autres pierres curatives

L'**agate** renforce les muscles, les tendons et les ligaments et protège par conséquent indirectement les articulations.

L'**améthyste** soulage les contractures musculaires et peut ainsi être utile en cas de troubles dorsaux et articulaires, de douleurs et de gonflements.

L'**aigue-marine** est utile lorsque les allergies, les maladies auto-immunes ou les rhumatismes entraînent des gonflements et des inflammations des articulations.

Le **cristal de roche** purifie les articulations ; il est également utile en cas d'arthrite et d'arthrose, et atténue les douleurs et les gonflements.

L'**aventurine verte** et l'héliotrope sont utiles en cas d'inflammations des os, du périoste et des articulations, tout comme en cas de rhumatismes et de goutte.

La **magnésite** est utile lorsque des problèmes de ligaments, de tendons et de muscles (blessures ou contractures) affectent les os et les articulations (voir aussi le chapitre «Muscles et tendons»). C'est pourquoi elle est souvent utile en cas de mal de dos.

La **pierre de lune** est utile lorsque des troubles hormonaux (par exemple pendant la ménopause) entraînent de l'ostéoporose et des problèmes articulaires.

La **tourmaline noire** dissout les blocages énergétiques au niveau de la colonne vertébrale et des articulations et peut par conséquent être utile en cas de problèmes au niveau du dos, des genoux et d'autres articulations tout comme de maladies rhumatismales.

Utilisation

Toutes ces pierres curatives peuvent être appliquées directement sur les zones touchées ou portées sur le corps (par exemple en bracelet ou collier). Dans de nombreux cas, la meilleure solution est toutefois l'ingestion sous forme d'eau de gemme ou d'élixir de gemme ainsi que, pour les troubles non inflammatoires, sous forme de massages avec des pierres précieuses. Pour plus de détails, voir le chapitre «Applications» à partir de la page 83.

Maux de tête et contractures

Les maux de tête sont des signes de divers troubles et maladies. Ils peuvent partir des muscles, des vaisseaux sanguins, des nerfs ou des méninges et sont provoqués par des contractures ou des blessures, des inflammations ou des modifications de la tension artérielle et des liquides corporels. Par conséquent, il est fondamental que la détermination de la cause soit effectuée par des médecins et des praticiens de santé, surtout si les maux de tête se reproduisent régulièrement!

Dans ce chapitre sont surtout abordés les maux de tête dus au surmenage, à des contractures, à des causes nerveuses et mentales et à d'éventuels problèmes au niveau de la colonne cervicale. Pour les maux de tête causés par un refroidissement, veuillez vous référer au chapitre «Toux, rhume, enrouement», pour ceux dont les causes sont hormonales, veuillez consulter le chapitre «Troubles hormonaux», pour les variations de la pression artérielle, le chapitre «Cœur et circulation», et pour ceux issus de troubles métaboliques et digestifs, le chapitre «Estomac et digestion».

Les maux de tête sont souvent provoqués par des contractures consécutives à notre mode de vie moderne et à notre travail. Ces contractures peuvent apparaître en raison de tensions au niveau du dos et de la nuque consécutives à un grand effort ou à du surmenage, à une mauvaise posture devant l'ordinateur ou pendant la conduite ainsi qu'à un effort visuel excessif (lecture avec trop peu de luminosité, travail sur écran). Des problèmes au niveau de la colonne cervicale peuvent en résulter et littéralement «cimenter» le mal de tête. En outre, les maux de tête peuvent être causés par tout ce qui «nous prend la tête», qui «nous met sous pression» ou provoque en nous des «tensions psychiques».

Beaucoup de mesures peuvent contribuer à soulager les maux de tête aigus : retirer les boucles d'oreilles, les pinces à cheveux et les serre-tête ou les élastiques dans les cheveux, passer doucement les doigts sur la tête depuis le front jusqu'à la nuque, de l'exercice au grand air, des compresses froides sur le front ou la nuque, des massages des pieds, des bains de pieds alternés chauds et froids ou un bain de siège chaud. Les pierres curatives ont fait leurs preuves à maintes reprises en ce domaine.

Améthyste

L'améthyste est un cristal de quartz violet. Elle résulte de solutions d'acide silicique provenant de couloirs et de cavités rocheuses (géodes), sachant que la silice elle-même est retirée à la roche environnante par des liquides chauds. Sa couleur violette provient de traces de fer qui passent à un état d'oxydation tétravalent en raison d'un rayonnement radioactif naturel de la roche environnante – un état que l'on ne trouve normalement pas dans la nature (généralement, le fer est divalent ou trivalent). La caractéristique que présentent les cristaux de quartz de recueillir l'énergie et de l'émettre sous forme concentrée à partir du sommet, en combinaison avec le fer et la couleur pourpre fait de l'améthyste une

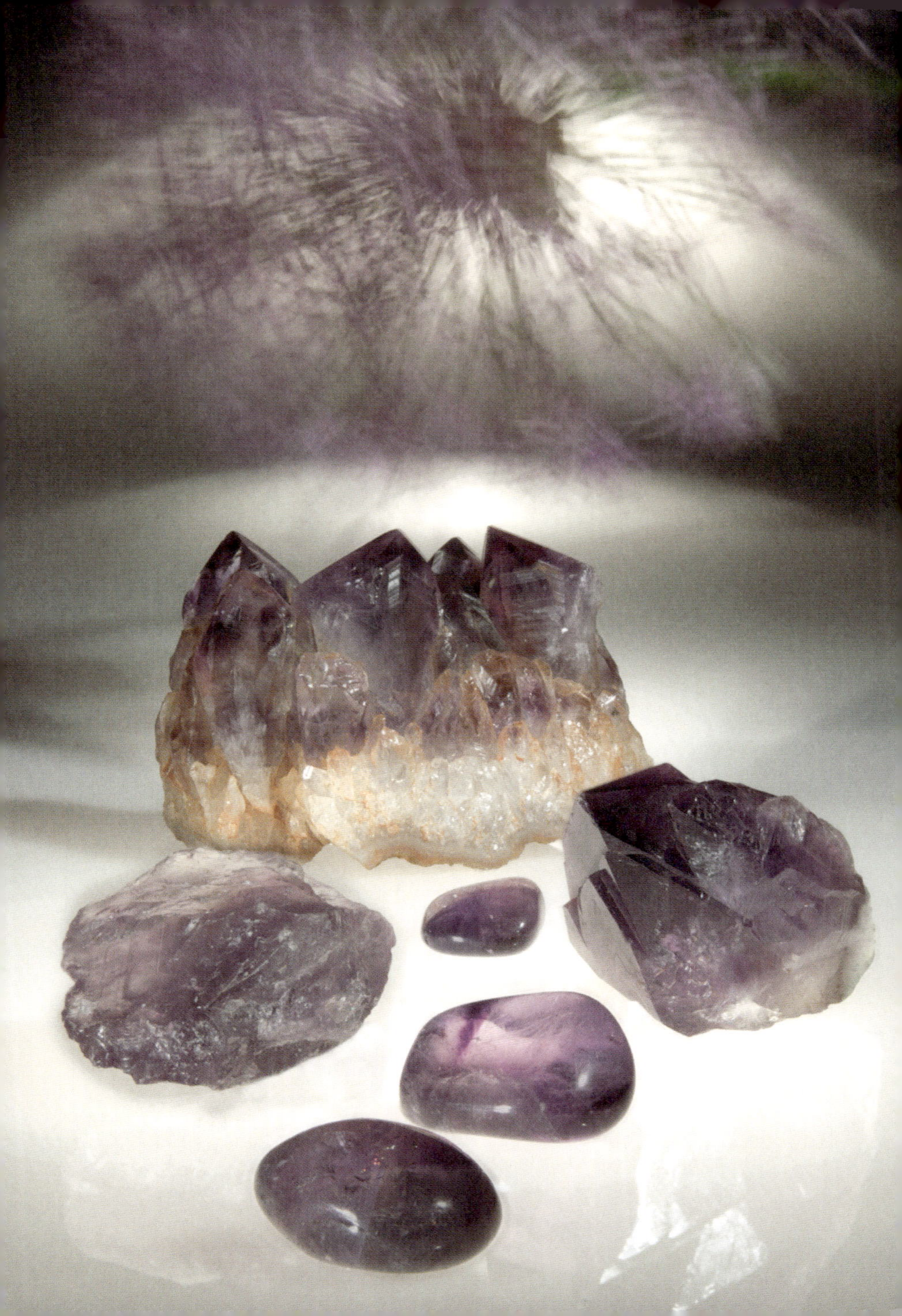

pierre curative à forte capacité d'élimination des tensions et libératrice.

C'est pourquoi l'améthyste est utile en cas de céphalées de tension provoquées par le surmenage et par des efforts excessifs (lecture avec une luminosité insuffisante ou travail sur écran) et qui partent de la nuque et du dos (mauvaise posture, conduite automobile) ainsi que de troubles au niveau de la colonne cervicale. On utilise alors de petits morceaux de géode pour tracer des lignes (à la manière d'un pinceau, mais sans toucher la peau) en partant du front et en passant lentement par-dessus la tête jusqu'à la nuque. Si on trace ensuite quatre à cinq lignes parallèles à la première, en partant du sommet du crâne pour descendre progressivement jusqu'à l'oreille et qu'on les répète trois à quatre fois de chaque côté de la tête, la plupart des maux de tête s'envoleront.

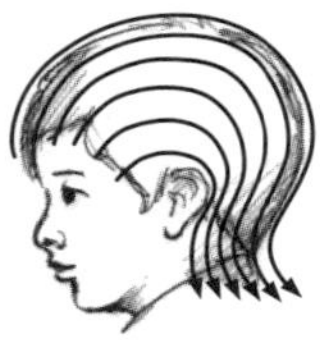

Traitement de céphalées de tension avec de l'améthyste

En outre l'améthyste soutient la résolution des conflits qui nous «prennent la tête». Elle libère des pressions et des tensions émotionnelles et apporte la paix intérieure.

Autres pierres curatives

L'**aigue-marine** est utile contre les maux de tête provoqués par des allergies, des troubles digestifs, métaboliques et hormonaux.

Le **cristal de roche** sous forme de petit cristal clair à double extrémité soulage les maux de tête d'origine inconnue, ainsi que tous ceux qui sont causés par des variations de la tension artérielle, une sensibilité aux variations atmosphériques ou des maladies systémiques. À cet effet, on pose trois petits cristaux à double extrémité sur le front pour former un triangle.

L'**aventurine verte** est utile en cas de maux de tête consécutifs à une insolation, à des inflammations ou à des toxines, mais aussi comme conséquence d'une détoxination.

L'**héliotrope** est utile contre les maux de tête causés par des infections, des refroidissements et d'autres maladies fébriles.

La **magnésite** et la **rhodonite** en combinaison se sont avérées efficaces contre toutes sortes de maux de tête. Elles sont utiles pour les suites de contractures, de variations de la tension artérielle, de troubles hormonaux ou métaboliques (migraines) et de blessures (dans ce cas en combinaison avec des gouttes de fleurs de Bach Rescue Remedy).

La **pierre de lune** soulage les maux de tête dus à des troubles hormonaux, en particulier la migraine d'origine hormonale.

La **tourmaline noire** est utile lorsque trop d'énergie monte à la tête, ce qui provoque une pression dans la tête et des maux de tête. Pour ce faire, on pose des cristaux avec la pointe vers le bas sur la tête, les mains et les pieds.

Utilisation

Outre les utilisations mentionnées ci-dessus, ces pierres peuvent être posées sur la tête, portées en collier ou placées sous l'oreiller. Leur ingestion sous forme d'eau de gemme ou d'élixir de gemme est également utile, ainsi que les massages des pieds avec ces pierres précieuses. Les cercles de pierre de grande taille peuvent également être utiles. Pour plus de détails, voir le chapitre «Applications» à partir de la page 83.

Muscles et tendons

Les muscles et les tendons travaillent de concert avec les os et les articulations (voir le chapitre concerné) pour permettre le maintien et le redressement du corps, ainsi que la capacité de se mouvoir et d'agir. Ils sont la manifestation physique de notre volonté et de notre énergie (muscles) ainsi que de notre ténacité et de notre endurance (tendons). L'efficacité des muscles et la résistance des tendons dépendent fortement de leur condition physique. Plus ils sont sollicités (dans la bonne mesure!), plus il y a construction de substance et de force. Une musculature bien entraînée protège de surcroît les articulations et la colonne vertébrale, et réduit le risque de blessures. Elle facilite également la réalisation de nos actes commandés par notre volonté. Si la musculature est trop faible, il nous faut remplacer la force physique par la force mentale et la volonté. Bien que ce soit possible, c'est dangereux. Car cela peut conduire à des efforts excessifs qui entraînent des courbatures ou des blessures musculaires douloureuses telles que des claquages, des déchirures de fibres musculaires ou des déchirures musculaires. Des tendons trop sollicités, raidis, raccourcis ou violemment distendus peuvent être douloureux et le rester très longtemps!

C'est pourquoi l'idéal pour les muscles et les tendons est de les entraîner de manière équilibrée, avec une alternance d'effort et de détente et en améliorant progressivement les performances. En cas de blessure, une immobilisation temporaire, l'application de froid et la détente sont absolument nécessaires, et dans les cas plus graves, il faut utiliser des bandages immobilisants. Les problèmes de courbatures et de muscles raides peuvent être résolus par de la chaleur, des massages et de la gymnastique. De plus, une alimentation équilibrée est importante pour une saine construction musculaire. Sur le plan mental, nos muscles et nos tendons sont renforcés lorsque nous vivons une vie à la fois active et détendue, que nous la structurons selon notre propre volonté et que nous nous laissons guider par notre enthousiasme. Alors, la force vitale entre dans les muscles et apporte à la fois force et endurance ainsi que relaxation et régénération. Nos aspirations se reflètent, elles aussi, dans ce vers quoi nous... tendons!

Magnésite

La magnésite est un carbonate de magnésium qui résulte de l'érosion de roches telles que la serpentine qui contiennent du magnésium ou au cours de processus métamorphiques (transformations de roches sous pression et chaleur) qui provoquent le refoulement du calcium par du magnésium dans les roches dolomitiques. La magnésite est généralement blanche à beige, et souvent marbrée gris clair. Le magnésium est ici la substance et le minéral central qui assume aussi de nombreuses fonctions dans notre corps. Le magnésium est important pour la formation des os et pour leur régénération, il est impliqué dans l'activité d'environ 300 enzymes, il sert à préserver les cellules et le matériel génétique, il commande les fonctions musculaires et nerveuses (c'est

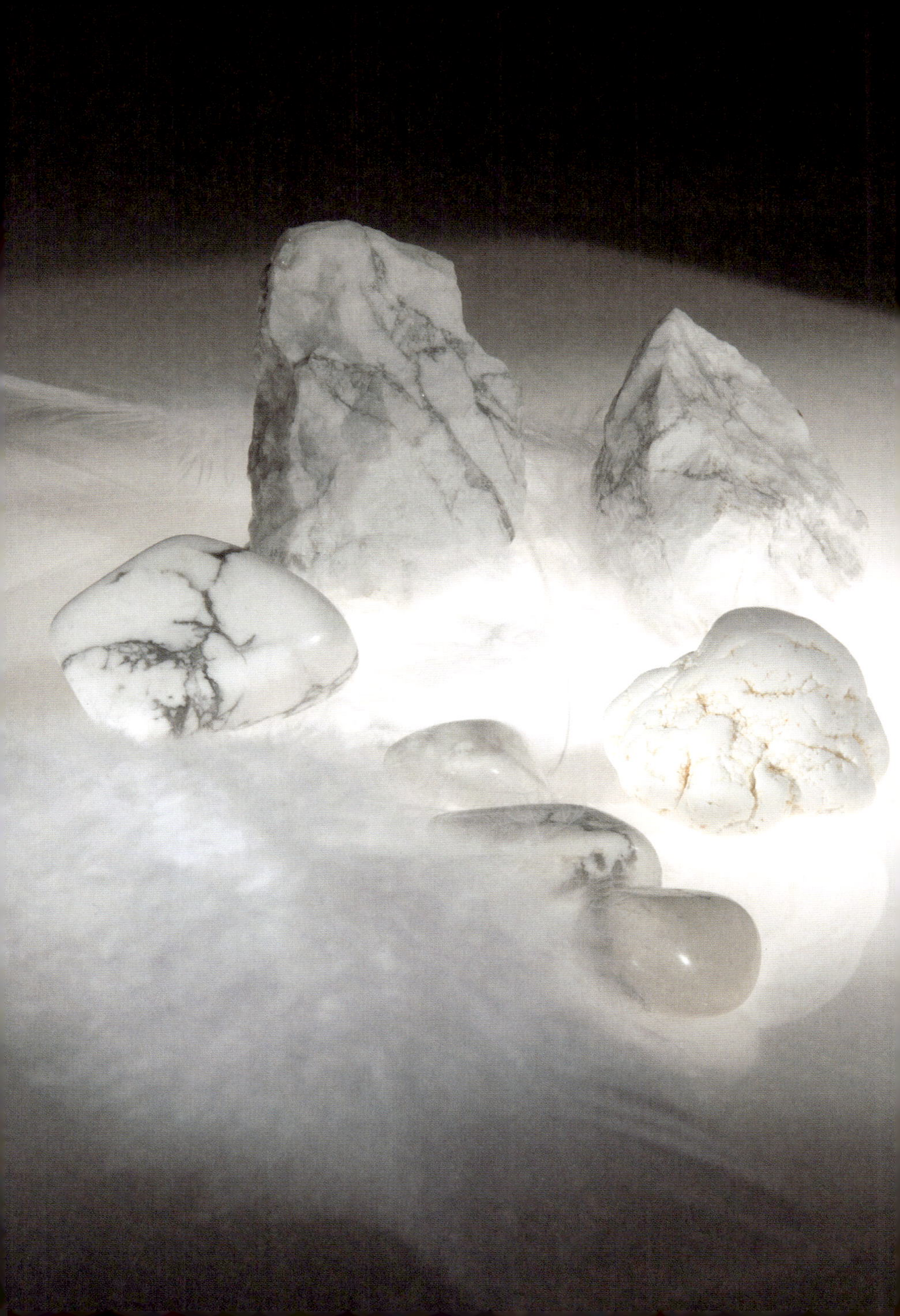

pourquoi il est également considéré comme un remède astucieux contre les maux de tête provoqués par la «gueule de bois»). Il joue de manière générale un rôle très important dans le métabolisme musculaire où il sert à la dégradation des acides (contractures musculaires), à la relaxation et à la régénération des muscles ainsi qu'au stockage d'énergie. Le magnésium favorise le développement des muscles et assure leurs capacités fonctionnelles, leur contraction et leur relâchement. Par conséquent, une carence en magnésium entraîne également de l'agitation, des tremblements et des crampes musculaires.

Les effets de la magnésite vont de pair avec le soutien du métabolisme du magnésium. La magnésite aide à renforcer les muscles sans risque de surcharge ou de blessures en permettant une détente rapide et une bonne régénération; grâce à la sérénité qu'elle inspire, elle protège contre les efforts de volonté obstinés et par conséquent néfastes. Étant donné que les acides sont neutralisés par le magnésium, il est utile contre les douleurs musculaires (formation d'acide lactique après un effort inhabituel). Il agit rapidement contre les spasmes musculaires (en particulier les crampes nocturnes des jambes) et les prévient s'il est utilisé de manière prolongée. En outre, la magnésite atténue les douleurs en cas d'entorses, de déchirements de fibres musculaires et de déchirures musculaires et accélère la guérison de ces divers problèmes. Elle a également un effet bienfaisant et relaxant sur les ligaments et les tendons contracturés qui ont subi trop de tensions. C'est pourquoi la magnésite est utile en cas d'entorse, de «syndrome de la souris» et de «tennis-elbow». Elle dissout les durcissements et les tensions de tous les muscles et tendons et sur le plan mental, elle apporte calme et patience ainsi que détente et flexibilité.

Autres pierres curatives

L'**agate** fortifie les muscles, les tendons et les ligaments, agissant ainsi en prévention contre les efforts excessifs et les blessures, et est utile en cas de faiblesse musculaire.

L'**améthyste** soulage les tensions et les indurations musculaires, est utile pour les muscles endoloris et soulage les douleurs des gonflements.

Le **cristal de roche** exerce un effet refroidissant et apaisant sur les blessures musculaires, il est utile en cas de gonflement et accélère le processus de guérison.

L'**aventurine verte** est utile en cas d'inflammations et de douleurs rhumatismales des muscles et des tendons.

La **rhodonite** aide en cas de faiblesse musculaire ainsi que de contractures, d'entorses, de déchirures de fibres musculaires, de déchirures musculaires et de foulures. Elle soulage les douleurs naissantes, les gonflements et les ecchymoses et accélère le processus de guérison. La rhodonite est la meilleure pierre curative pour toutes les blessures aiguës des muscles et des tendons.

Le **quartz rose** améliore l'irrigation sanguine des muscles, favorisant ainsi la croissance musculaire, et est également utile en cas de contractures.

La **tourmaline noire** apporte de l'énergie aux muscles et renforce la construction musculaire. Elle atténue également les contractures et les douleurs.

Utilisation

Toutes ces pierres curatives peuvent être appliquées directement sur les zones concernées ou portées sur le corps (par exemple en pendentif, collier, brassard ou bracelet de cheville). Cependant, la méthode la plus efficace dans de nombreux cas est l'ingestion sous forme d'eau de gemme ou d'élixir de gemme, tandis que pour les contractures, les indurations et les crampes, un massage avec des pierres précieuses est très utile. Pour plus de détails, voir le chapitre «Applications» à partir de la page 83.

Nerfs et sens

Notre système nerveux avec le cerveau, la moelle épinière et les organes sensoriels représente le lien entre l'expérience intellectuelle et les actions physiques. Par l'intermédiaire des sens et des nerfs, nous recevons des impressions et des perceptions, et grâce aux connexions nerveuses, les intentions et des impulsions de notre volonté se transforment en faits et en actes. Les interactions inconscientes entre l'esprit et le corps s'effectuent par le système nerveux autonome qui fait réagir le corps à des pensées et à des émotions et qui transmet les sensations physiques sous forme de sentiments et de sensations. Ainsi, rien n'est aussi étroitement lié avec l'expérience de notre « Moi », avec notre identité et notre regard sur notre vie que les nerfs et les sens.

C'est pourquoi des atteintes des nerfs et des sens remettent en question notre vision du monde et notre compréhension de la vie, tout comme notre capacité à structurer et à gérer notre vie de manière libre et autonome. Elles sont directement liées aux troubles mentaux, aux conflits, aux problèmes, aux préoccupations, à l'anxiété et au stress. Par conséquent, il est souvent utile de réfléchir à ce qui « nous tape sur les nerfs », aux problèmes qui nous préoccupent, à ce que nous ne voulons ni voir ni entendre ou à ce que nous ne pouvons pas « sentir ». Il vaut la peine d'éclaircir ces points, éventuellement avec l'aide d'un thérapeute.

L'éventail des troubles est vaste; depuis les troubles neurologiques (névralgies, inflammations, blessures et dégénérescence) avec des douleurs, des troubles sensoriels, des paralysies, des défaillances fonctionnelles et des troubles des sens (vue, ouïe, goût, odorat et toucher) en passant par la nervosité psychique et jusqu'aux maladies mentales que l'on appelle souvent aussi «troubles nerveux», car la médecine moderne tend à chercher leurs causes dans le cerveau plutôt que dans l'esprit. Une pharmacie de poche ne peut pas faire face à un éventail aussi large, c'est pourquoi ce chapitre accorde la priorité aux troubles nerveux et sensoriels physiques, mais bien sûr avec un coup d'œil latéral sur les arrière-plans psychologiques possibles.

Cristal de roche

Le cristal de roche est une pierre universelle en cas de troubles nerveux et sensoriels. C'est un quartz cristallin incolore qui se forme à partir de solutions chaudes d'acide silicique lorsque ces dernières sont particulièrement pures et que la croissance du cristal peut se dérouler dans un espace protégé et sans aucune perturbation sur une longue durée. Alors le cristal de roche obtient sa pureté parfaite et sa clarté unique. Le cristal de roche est tellement limpide que les couleurs de la lumière transmise ne changent pas (seuls le cristal de roche et le diamant ont cette caractéristique – et non pas le verre qui quant à lui déforme les couleurs). C'est pourquoi il aide à percevoir les choses telles qu'elles sont – sans rien y ajouter ni rien en retrancher! Le cristal de quartz rassemble et concentre l'énergie absorbée qui s'écoule ensuite par le dessus. Par conséquent, l'énergie du cristal de roche peut éliminer des blocages, ainsi que stimuler et diriger des flux d'énergie.

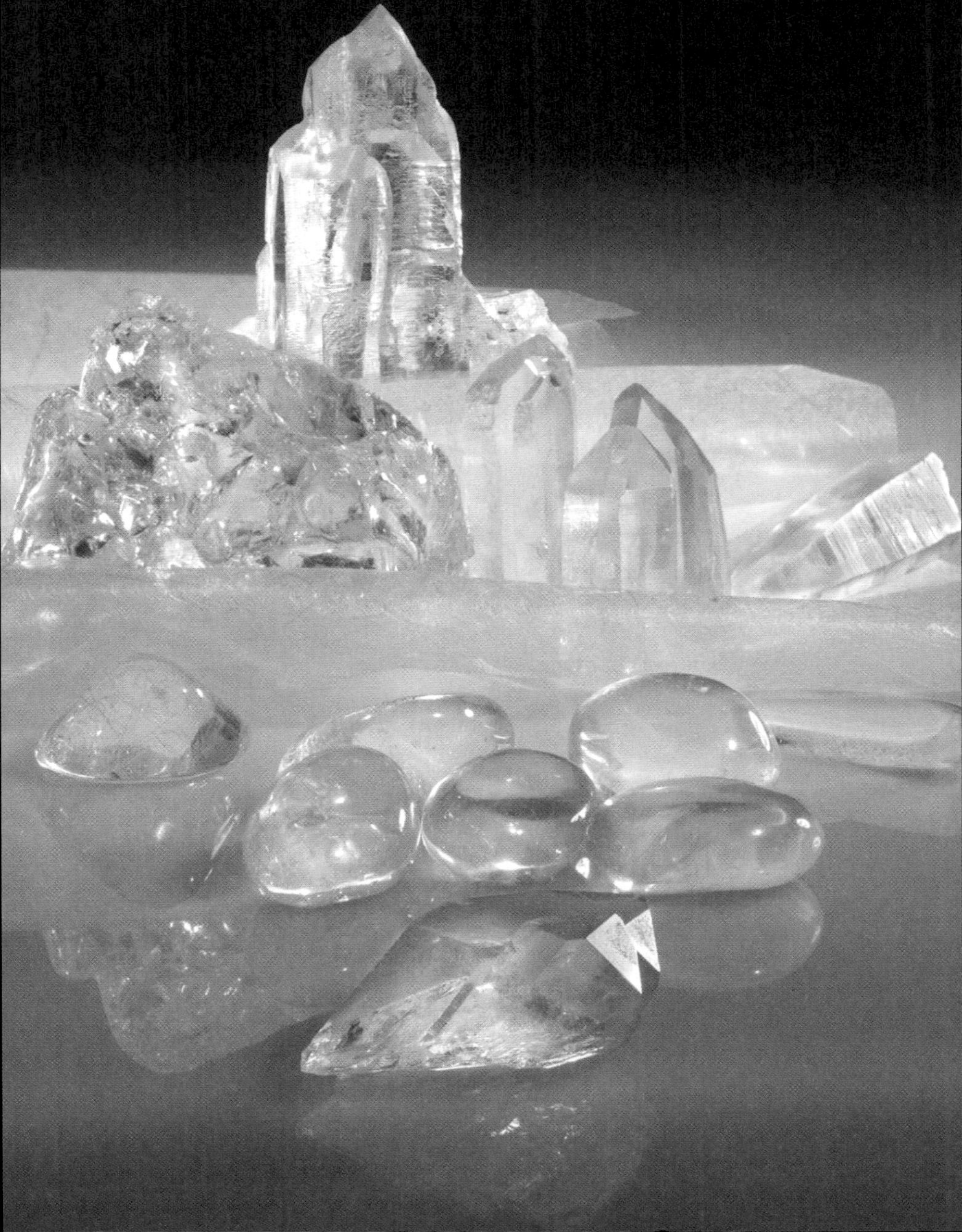

Ces caractéristiques, la facilitation d'une perception non faussée ainsi que l'activation et le contrôle de l'énergie font du cristal de roche une pierre curative exceptionnelle pour les sens et les nerfs. Il améliore toutes les perceptions sensorielles et peut être utilisé pour de nombreux troubles des organes sensoriels. De plus, il améliore la réactivité et la conductivité des nerfs et favorise leur guérison ainsi que leur régénération.

C'est pourquoi le cristal de roche peut être utilisé dans les névralgies, les inflammations, les blessures (pincements, endommagements) et la dégénérescence des nerfs. Il favorise la guérison des nerfs sectionnés, améliore la transmission nerveuse, soulage les douleurs et est utile en cas de troubles sensoriels, de paralysies et de défaillances fonctionnelles consécutives à des altérations nerveuses. Il est également utile en cas de fatigue oculaire, de troubles visuels, de déficiences visuelles croissantes, de «voile sur les yeux», de cataracte (opacification du cristallin), de nystagmus, de strabisme, de baisse de l'acuité auditive et de bourdonnements dans les oreilles (acouphènes), d'odorat et de goût affaiblis ou perdus. Toutefois, il est vivement recommandé pour tous ces troubles et ces maladies de consulter un médecin ou un praticien de santé et de ne réaliser la thérapie avec les pierres curatives que comme traitement adjuvant.

Autres pierres curatives

L'**agate** est utile en cas de nervosité, de fatigue oculaire, de pathologies oculaires organiques (modifications du cristallin et de la cornée) et de troubles auditifs.

L'**améthyste** calme les nerfs et est utile en cas de névralgie, de fatigue oculaire, de nystagmus, de déficience visuelle, de faiblesse visuelle et de strabisme.

L'**aigue-marine** est utile en cas de troubles fonctionnels des nerfs, de déficience visuelle, de fatigue oculaire, de nystagmus, de strabisme et de faiblesse visuelle.

L'**aventurine verte** est utile en cas de nervosité, de stress et d'agitation, ainsi qu'en cas de surmenage nerveux et d'inflammation des nerfs.

L'**héliotrope** est utile en cas de bourdonnements d'oreille (acouphènes) et de baisse de l'acuité auditive précédée d'infections et d'inflammations.

La **magnésite** est utile en cas de nervosité, d'agitation et de tension. Elle exerce un effet apaisant et à aide en cas d'anxiété, d'hypersensibilité et d'irritabilité.

La **pierre de lune** affine la perception de tous les sens et aide à les développer jusqu'au stade de la clairvoyance.

Le **quartz rose** améliore le sens du toucher et la sensibilité, il renforce et harmonise les nerfs.

La **tourmaline noire** favorise la régénération des nerfs blessés et dégénérescents. Elle soulage les douleurs, aide en cas de troubles sensoriels, d'engourdissements et de paralysies ainsi que pour les strabismes induits par des problèmes neurologiques, les troubles visuels et les détériorations de l'acuité auditive.

Utilisation

Toutes les pierres mentionnées peuvent être portées sur le corps (en pendentif, collier, bracelet), utilisées comme cercle de pierres ou placées sous l'oreiller ; elles peuvent également être ingérées sous forme d'eau de gemme et d'élixir de gemme. Pour les troubles localisés, elles peuvent être directement collées ou posées sur la zone affectée. Pour la guérison de nerfs endommagés, on pose ou on colle des cristaux de roche ou des cristaux de tourmaline le long de l'axe du corps ou des membres. La pointe des cristaux ou des bâtonnets doit être orientée vers les mains ou les pieds, jamais vers la tête. Pour plus de détails, voir le chapitre «Applications» à partir de la page 83.

Douleurs

Les blessures, les inflammations, les lésions nerveuses et de nombreux autres troubles et maladies provoquent des douleurs physiques. Leur raison d'être est d'attirer notre attention sur la zone affectée, afin d'éviter d'autres dommages ou afin de nous inciter à prendre des mesures pour guérir et améliorer la situation. Soulager la douleur et ne rien faire de plus que cela serait tout aussi utile que de déconnecter le voyant d'avertissement des freins ou de l'huile sur le tableau de bord de la voiture et de continuer à rouler sans tenir compte de cette alarme... En revanche, si on comprend le signal envoyé par la douleur et si on remédie à sa cause, en cas de besoin par un traitement auprès d'un médecin ou d'un praticien de santé, il est tout à fait logique de soulager la douleur. L'idéal étant de le faire avec des moyens qui ne présentent pas d'effets secondaires – et les pierres curatives sont indiquées dans de tels cas !

Pour les douleurs causées par des blessures externes (coupures, déchirures, égratignures, contusions, entorses, luxations, foulures, etc.), il existe une autre excellente mesure immédiate : on répète très lentement et consciemment, si possible immédiatement après l'événement et sur le lieu même où il s'est produit, le mouvement qui a conduit à la blessure (évidemment sans se blesser à nouveau). S'il s'agit d'une chute, on se met à nouveau dans la position de l'impact. Généralement, il est nécessaire de répéter plusieurs fois le mouvement correspondant jusqu'à ce que la douleur augmente brièvement pour diminuer ensuite. C'est à ce dernier stade qu'on arrête. Ce processus de prise de conscience attire notre attention et notre énergie vitale sur la zone affectée, accélérant ainsi la guérison.

Il existe de nombreuses pierres curatives apaisantes que l'on choisit selon l'endroit et les circonstances de l'apparition d'une douleur et la manière dont cette dernière s'exprime. Cependant, il faut mentionner ici en premier lieu la tourmaline noire, car son action s'exerce directement sur le phénomène énergétique de la «douleur», de sorte qu'elle est utile dans de nombreuses situations.

Tourmaline noire

La tourmaline noire est une pierre noire contenant du fer. Elle provient d'un magma riche en silice et contenant du bore ou de la métamorphose de pierres contenant du bore. Les tourmalines sont des cyclosilicates conducteurs d'énergie qui se chargent électriquement par frottement ou par chauffage et dans lesquels la base et l'extrémité constituent des pôles opposés. Ces pierres sont donc utilisées en technologie comme capteurs de température et sont intégrées dans des peintures murales, des vêtements et d'autres matériaux pour leur protection énergétique.

Portées sur le corps, les tourmalines permettent d'obtenir une amélioration du flux énergétique dans les méridiens. Elles suppriment les blocages, éliminent les congestions énergétiques et revitalisent les zones mal approvisionnées en énergie. Elles harmonisent la transmission de l'influx nerveux, libèrent les tensions et renforcent les forces d'autoguérison du corps. Les influences perturbatrices provenant de l'extérieur (pollution électromagnétique, énergies émotionnelles ou mentales) peuvent mieux être dérivées par les méridiens

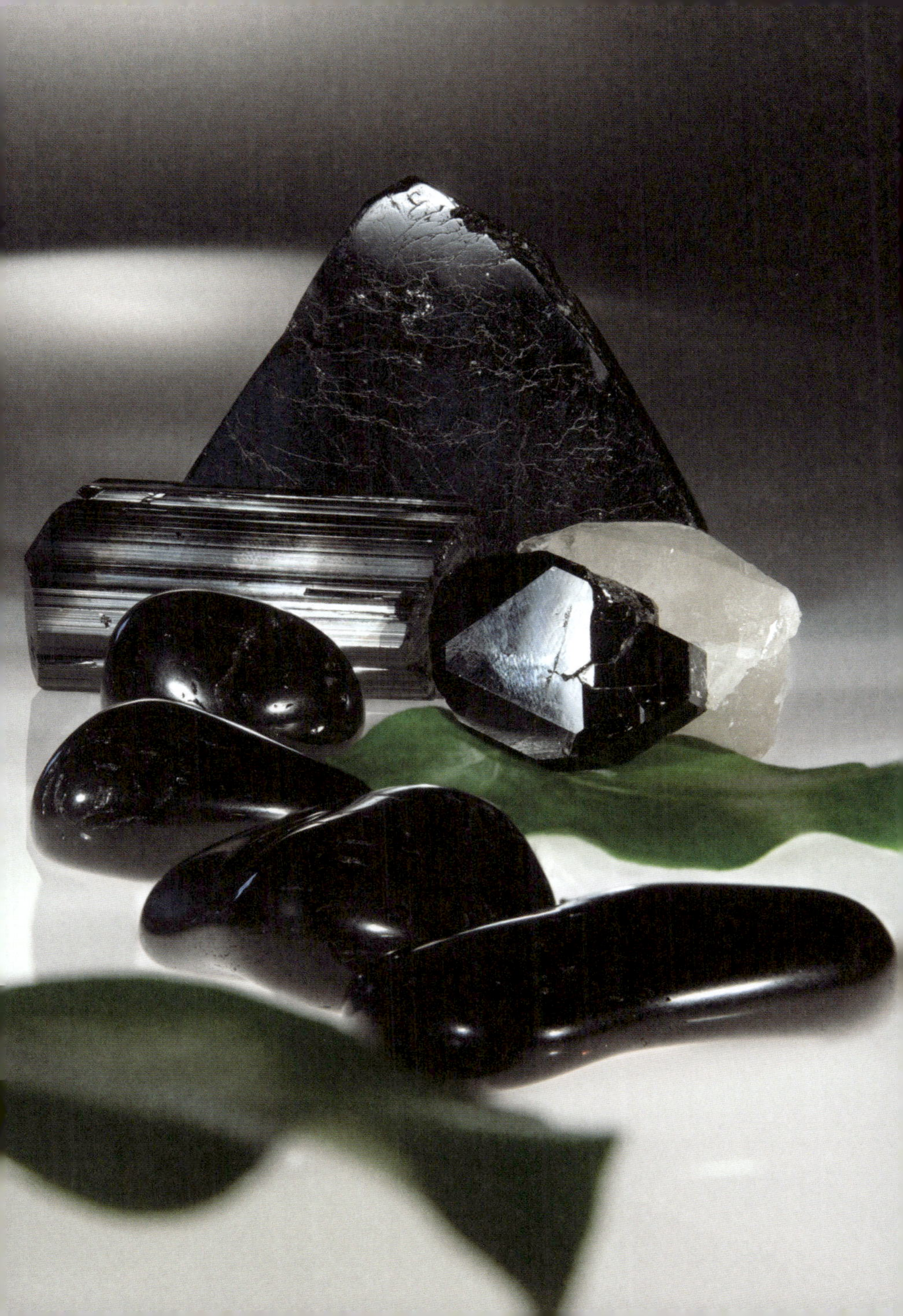

(«effet paratonnerre»), de sorte qu'aucun trouble n'apparaît. Toutes les tourmalines présentent ces effets.

Les douleurs sont provoquées par des blocages énergétiques (barrages) ou par un grave vide énergétique. La tourmaline noire favorisant l'équilibre énergétique, elle peut être utilisée de manière non spécifique pour réduire les douleurs, quelles qu'en soient les causes. Les cristaux de tourmaline placés en rayons autour de la zone douloureuse agissent très rapidement. Les blocages énergétiques étant la cause la plus fréquente, on pose tout d'abord les cristaux de telle sorte que les pointes soient orientées dans le sens opposé à la douleur pour dissiper l'énergie accumulée. Une brève aggravation de la douleur peut alors se produire dans un premier temps. Mais si cette dernière augmente lentement et régulièrement, il y a probablement un vide d'énergie. Dans ce cas, il vaut mieux orienter les cristaux vers la douleur pour apporter de l'énergie. Ces effets sont rapidement perceptibles, de sorte que l'orientation correcte est facile à déterminer. S'il n'y a pas de cristaux à portée de la main, des disques ou des pierres polies au tambour peuvent être placés directement sur la zone douloureuse. On obtient ainsi automatiquement l'apport ou le retrait d'énergie nécessaire, mais l'effet est généralement plus lent que lorsque les cristaux sont correctement alignés.

Autres pierres curatives

L'**agate** est utile en cas de douleurs abdominales et du dos causées par des troubles des organes internes (estomac, rate, intestin, vésicule biliaire, reins, utérus).

L'**améthyste** est utile en cas de maux de tête, de la nuque, du dos, des nerfs, des dents et consécutifs à des brûlures ; elle rend la douleur plus facile à supporter.

L'**aigue-marine** est utile en cas d'yeux endoloris, de maux de tête et de gorge ainsi qu'en cas de névralgies et de nerfs pincés ou blessés.

Le **cristal de roche** soulage les douleurs lorsque deux cristaux de la longueur d'un doigt sont posés des deux côtés de la zone douloureuse. Souvent, on constate tout d'abord une brève aggravation (par conséquent ne pas les utiliser en cas de coliques), puis la douleur diminue. Dans ce type de cas, les blocages sont éliminés par un puissant apport d'énergie. Les cristaux de roche posés directement ou trois petits cristaux à double extrémité placés en triangle autour de la zone douloureuse peuvent également être utiles.

L'**aventurine verte** aide à soulager les douleurs des nerfs irrités, des inflammations (coups de soleil, rhumatismes) ainsi que les coliques d'organes internes.

L'**héliotrope** est utile en cas de douleurs dans la gorge ou dans les oreilles ainsi que pour soulager les conséquences d'infections, d'inflammations, de maladies fébriles et de piqûres d'insectes.

La **magnésite** est utile en cas de maux de tête (gueule de bois), de migraines, de douleurs dans les membres, dans le dos et les articulations, de douleurs musculaires (contractures) et de tendons blessés (foulures), ainsi que de crampes et de coliques.

La **pierre de lune** est utile en cas de douleurs d'origine hormonale telles que les migraines ou les troubles menstruels.

La **rhodonite** soulage les douleurs des muscles et des tendons, les douleurs consécutives à des blessures et de manière générale, elle est très utile en cas d'importante sensibilité à la douleur.

Le **quartz rose** est utile en cas de douleurs cardiaques d'origine physique et mentale ainsi qu'en cas de douleurs dues à un manque d'énergie.

Utilisation

Toutes les pierres mentionnées peuvent être placées ou collées directement sur les zones douloureuses ou autour d'elles. Les passer en douceur sur le corps en direction des mains et des pieds tout comme les ingérer sous forme d'eau de gemme ou d'élixir de gemme est également utile. Pour plus de détails, voir le chapitre «Applications» à partir de la page 83.

Blessures et cicatrisation des plaies

Les blessures sont causées par des incidents violents. Dans de tels cas, la peau, des tissus, des muscles, des tendons, des ligaments, des os, des articulations, des organes sensoriels, des organes internes, des vaisseaux sanguins et des nerfs peuvent être affectés. Les blessures peuvent être externes (brûlures, coupures, fissures, écorchures, saignements) ou internes (luxations, entorses, contusions, hématomes, fractures, lésions nerveuses, lésions d'organes, hémorragies internes). Elles s'expriment alors plutôt sous forme de gonflements, d'inflammations, d'ecchymoses, de dysfonctionnements ou de paralysies. Les douleurs de diverses intensités vont presque toujours de pair avec des blessures et des plaies.

La mesure la plus importante en cas de blessure est de prodiguer les premiers soins ! Les saignements doivent être stoppés et le maintien de toutes les fonctions vitales doit être assuré. Il est possible d'acquérir les compétences nécessaires en suivant les cours proposés par les services d'urgence et il vaut la peine de rafraîchir ces connaissances de temps à autre. En cas de blessures graves, il faut impérativement alerter un médecin ou un service d'urgence! Jusqu'à l'arrivée des secours, il est fondamental de surveiller d'éventuels signes de choc : tant des blessures physiques qu'un choc psychique peuvent provoquer des problèmes circulatoires, une pâleur, des sueurs froides, des nausées, un pouls faible et rapide, des frissons, de l'anxiété, de l'agitation, de la confusion, une désorientation et des évanouissements. Allonger la personne les jambes relevées contribue à faciliter le retour du sang au cerveau.

Ce n'est que lorsque toutes les mesures de premiers secours ont été prises, que les saignements ont été stoppés, que les plaies ont été soignées et que de l'aide a éventuellement été sollicitée que l'on peut passer aux étapes suivantes : tout d'abord, il est souvent d'un grand secours pour les victimes de pouvoir raconter sans interruption ni commentaires ce qui s'est passé. Demandez simplement ce qui s'est passé et écoutez attentivement. Le processus de prise de conscience mentionné au chapitre « Douleurs » peut lui aussi être utile – s'il est réalisable. Ce n'est qu'ensuite que peuvent intervenir les pierres curatives qui seront utiles pour aider la personne à se remettre d'un choc, à stopper des saignements, à permettre la guérison de plaies et à se rétablir.

Rhodonite

La rhodonite est la pierre de la cicatrisation par excellence. Elle se forme à partir de minerais de manganèse océaniques ou sédimentaires lorsqu'ils se transforment sous la pression et la chaleur durant les processus de formation de montagnes. La rhodonite en résulte sous forme de silicates en chaîne de couleur rose à rouge ; leur couleur provient de l'un des composants de la rhodonite : le manganèse. L'élément manganèse est apparenté au fer et se présente dans les

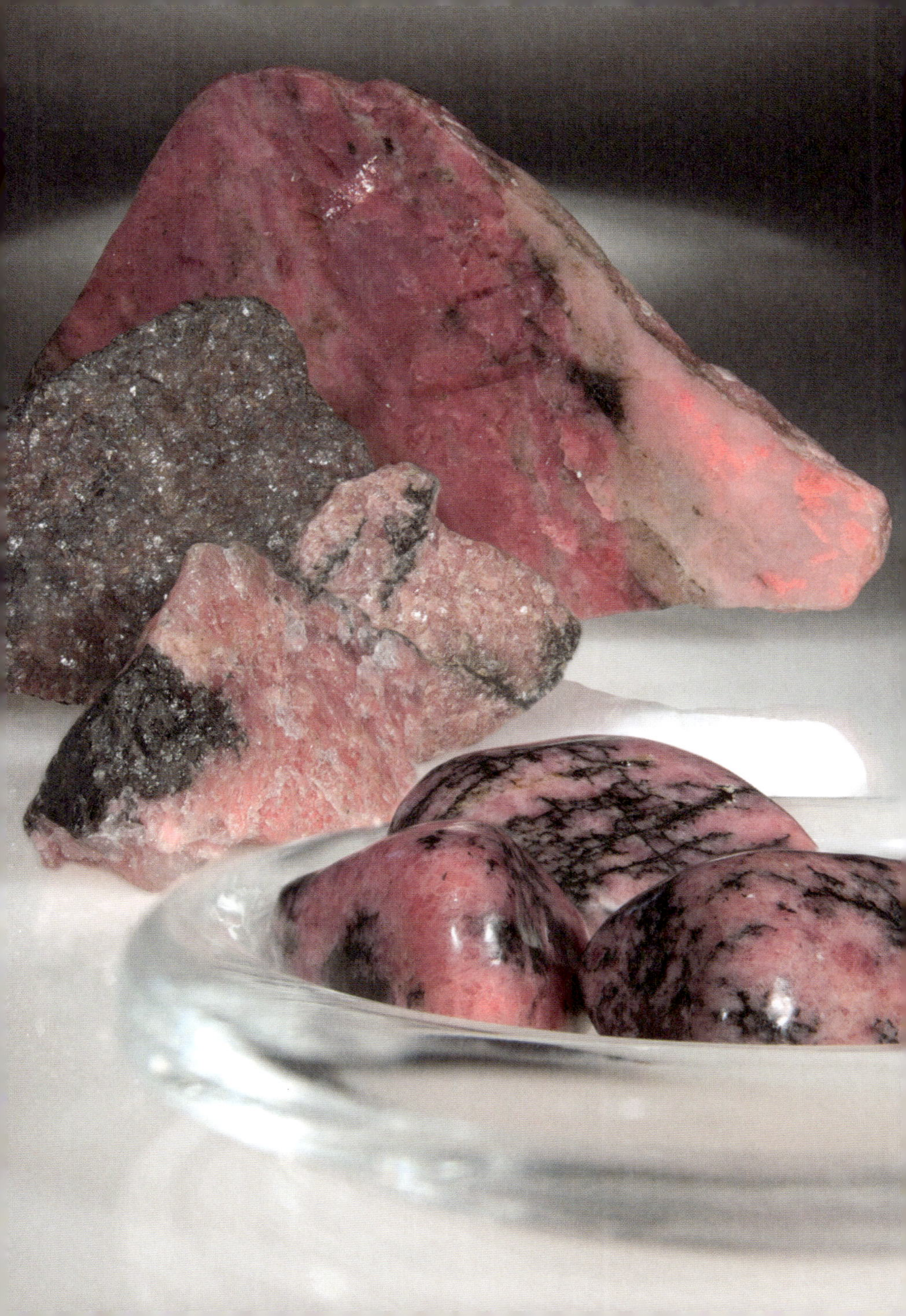

roches de différentes manières : d'une part dans des minerais qui ressemblent souvent à des scories carbonisées (psilomélane, pyrolusite), d'autre part dans des minéraux et des cristaux (rhodonite, rhodochrosite, thulite, tourmaline rouge, etc.) roses-rouges. Dans la rhodonite, on trouve souvent les deux : le silicate rose y est généralement encore entrecoupé de minerai noir, rappelant des blessures et des cicatrices sombres dans un tissu frais et bien vascularisé.

C'est pourquoi la rhodonite est utile en cas de coupures, de fissures, d'écorchures, de brûlures mineures et de piqûres d'insectes – pour les blessures mineures, elle est capable d'agir en à peine quelques minutes ! Elle stoppe les saignements (également ceux qui se produisent spontanément comme les saignements du nez ou des gencives), aide les blessures à guérir rapidement (c'est pourquoi il est important qu'elles soient nettoyées et désinfectées lorsque nécessaire !), elle soulage les douleurs consécutives et contribue à éviter l'apparition de cicatrices ou à les réduire autant que possible tout en évitant leur inflammation. La rhodonite soutient également le processus de guérison après une chirurgie et en cas de blessures contuses telles que des ecchymoses, des contusions, des luxations, des entorses, des foulures, des déchirures de fibres musculaires ou même des déchirures musculaires. Elle aide à dissoudre les hématomes, soulage les douleurs et accélère la régénération du tissu affecté.

En outre, la rhodonite est également utile en cas de choc – de nature physique tout comme morale – et de blessures psychiques. Elle aide à pardonner, à surmonter la douleur émotionnelle, à parler de ce qui fait souffrir, elle dispose à la réconciliation et aide à reprendre confiance.

Autres pierres curatives

L'**agate** favorise la formation de peau et de tissus lors de la cicatrisation de plaies, elle agit en prévention de l'apparition de cicatrices et est utile pour les blessures des yeux et des organes internes.

L'**améthyste** est utile en cas de choc et après des interventions chirurgicales ; elle soulage les douleurs et aide en cas de blessures nerveuses, d'ecchymoses, d'œdèmes, d'entorses, de contusions, de brûlures, de blessures de la peau (coupures, déchirures, écorchures) et de piqûres d'insectes.

L'**aigue-marine** est utile en cas de lésions oculaires, en cas de nerfs pincés ou blessés, ainsi qu'en cas de brûlures.

Le **cristal de roche** atténue les douleurs, facilite la cicatrisation des plaies et est utile en cas de choc, d'œdèmes, de brûlures, de blessures des yeux et des nerfs.

La **calcite** accélère la guérison des fractures osseuses et des blessures des articulations, des vertèbres, des disques intervertébraux et du ménisque.

L'**aventurine verte** est utile en cas de brûlures (coups de soleil) et d'inflammations de plaies et de blessures.

L'**héliotrope** est utile en cas de piqûres d'insectes, de plaies infectées et de blessures enflammées.

La **magnésite** est utile en cas de blessures des muscles, des tendons et des ligaments, notamment en cas de luxations, d'entorses, de foulures, etc.

Le **quartz rose** contribue à stopper les saignements (y compris des gencives ou du nez), il est utile en cas d'ecchymoses, il favorise la cicatrisation de la peau et des tissus en cas de plaies.

La **tourmaline noire** est utile en cas de choc, de brûlures, d'entorses et de blessures des nerfs, elle atténue la douleur, elle favorise la cicatrisation des plaies et contribue à réduire les cicatrices. Elle est également excellente après une chirurgie!

Utilisation

Toutes les pierres mentionnées peuvent être posées ou collées directement sur les blessures ou à proximité, intégrées dans des bandages ou être portées près du corps (pendentifs, colliers, bracelets, etc.). Dans tous les cas, une ingestion sous forme d'eau de gemme ou d'élixir de gemme est également recommandée. Tous deux peuvent également être pulvérisés sur la peau. Pour plus de détails, voir le chapitre «Applications» à partir de la page 83.

Applications

L'utilisation des pierres curatives devrait fondamentalement se faire en accompagnement des mesures médicales nécessaires. N'oubliez jamais de demander des conseils professionnels à des médecins ou à des praticiens de santé. L'utilisation de pierres curatives devient d'autant plus efficace lorsque les causes et les liens ont été diagnostiqués.

Traitements externes

En posant, en collant ou en maintenant la ou les pierres à certains endroits, on obtient tout d'abord un effet local (par exemple en cas de douleurs), mais cet effet s'étend ensuite à la totalité de l'organisme, surtout lorsque les pierres sont posées sur les chakras, les méridiens et les zones réflexes.

C'est aussi la raison pour laquelle le port de colliers, de pendentifs, de bracelets aux poignets et aux chevilles a un effet sur l'organisme tout entier, car il se propage dans tout le corps par les réseaux sanguins, nerveux et énergétiques. Il en va de même pour la pierre portée dans la poche du pantalon, car de temps à autre, on la prend inconsciemment dans la main.

Eau de gemme et élixirs de gemme

Une autre possibilité est l'ingestion d'eau de gemme ou d'élixir de gemme ainsi que leur utilisation externe par vaporisation sur l'aura (le champ énergétique qui entoure le corps) ou sur la peau. En raison de leur puissant effet, l'eau de gemme d'aigue-marine et celle de pierre de lune ne devraient être prises qu'en quantités correspondant à un verre ; en revanche, il est possible d'ingérer de plus grandes quantités lorsqu'il s'agit des autres pierres présentées dans ce livre. Les élixirs de gemme se prennent par gouttes, et selon le fabricant, on recommande de 4 à 7 gouttes de 3 à 5 fois par jour.

Massages avec des pierres précieuses

Dans de nombreux cas, en particulier lorsqu'il s'agit de problèmes concernant des muscles, des tendons et des articulations, les massages avec des pierres précieuses et les effleurements doux s'avèrent également utiles. La combinaison des massages avec des pierres curatives permet d'obtenir un effet rapide et profond, car ces deux techniques se complètent et se renforcent mutuellement.

Disposition dans l'environnement

Les pierres curatives permettent d'obtenir un effet global et de grande envergure lorsqu'elles sont disposées dans l'environnement. Une telle influence externe peut être obtenue avec des pierres disposées dans l'environnement de travail (par exemple sur un bureau) ou chez soi. L'avantage est de pouvoir ne soumettre que certaines zones à l'influence de la pierre concernée. En font également partie les pierres que l'on place sous l'oreiller ou autour du lit, ainsi que le fait de passer un certain temps dans un cercle de pierres. Pour ce faire, on reste assis ou couché, entouré d'un cercle de pierres brutes ou polies dont on peut adapter l'intensité des effets à ses propres besoins en ajustant la taille des pierres et le diamètre du cercle.

Applications énergétiques

Des applications énergétiques avec des pierres curatives peuvent être réalisées à certaines fins. Elles incluent le traitement de maux de tête avec des morceaux de géodes d'améthyste (page 54), un effet fébrifuge avec du cristal de roche (page 45), la guérison de problèmes nerveux (page 65) et le soulagement de la douleur avec de la tourmaline et du cristal de roche (page 66 et suivantes), etc. Ces traitements font partie des applications les plus efficaces et il vaut la peine de suivre des formations spécifiques pour acquérir les connaissances nécessaires.

Nettoyage

Nous ne sommes pas les seuls à capter des informations à partir des pierres, car à l'inverse, ces dernières stockent de nombreuses informations provenant de nous. C'est pourquoi il est recommandé de nettoyer les pierres, en particulier après les avoir utilisées dans des cas de maladies et de processus émotionnels intenses ; il en va de même pour toutes les pierres nouvellement acquises avant leur première utilisation.

Vous pouvez tenir les pierres curatives mentionnées dans ce livre durant une minute sous l'eau courante en les frottant vigoureusement avec vos doigts, puis les poser durant quelques heures sur un morceau de géode d'améthyste. Cela permet de «décharger» les pierres, de les nettoyer sur le plan énergétique et de les recharger, de sorte que leur efficacité sera renforcée par une nouvelle énergie. Dans la plupart des cas, ces simples mesures suffisent. Vous trouverez plus d'informations à ce sujet dans le livre de Michael Gienger *Manuel de lithothérapie*.

Maux et effets thérapeutiques de A à Z

D

E

F

S

T

Les pierres curatives de A à Z

À propos de l'auteur

Originaire du sud de l'Allemagne où il a grandi dans l'amour de la forêt et de la nature, Michael Gienger s'est intéressé très tôt aux pierres. Dès l'âge de huit ans, il a commencé à collectionner des minéraux, et à douze ans, il a assisté à son premier cours de géologie. À 16 ans, il a créé avec des amis un magazine consacré aux médecines naturelles, à l'alimentation saine, à la protection de l'environnement, aux droits de l'homme, à la responsabilité sociale, à la paix et à la liberté.

Ayant personnellement expérimenté le pouvoir thérapeutique des pierres à l'âge de 21 ans, il s'est alors passionné pour la lithothérapie. Il a apporté une contribution significative au développement de cette dernière en créant le premier groupe de recherche sur ce sujet, divers réseaux et associations de lithothérapie ainsi que des écoles et une maison d'édition (Cairn Elen chez Neue Erde). Michael Gienger est l'auteur d'une vingtaine d'ouvrages parus en douze langues.

La conscience et la responsabilité sont les concepts qui l'ont conduit à s'engager pour le commerce équitable dans le domaine de la minéralogie et de la gemmologie. C'est ainsi qu'a été créée en 2009 et à son initiative l'association Fair Trade Minerals & Gems.

L'une des grandes préoccupations de Michael Gienger a été d'expliquer que seule une modification de la posture intérieure permet de vivre en bonne santé, dans la plénitude et le bonheur. Le mode de vie de l'avenir repose selon lui sur l'interaction entre les prises de conscience intérieures et un engagement envers l'extérieur, ce à quoi il a voulu contribuer avec des conférences, des programmes de formation, des publications et des produits.

Il est décédé en 2014.

Remerciements

J'adresse mes remerciements les plus cordiaux à mon éditeur, Andreas Lentz, pour avoir eu l'idée de publier ce livre, et à tous ceux qui partagent avec moi depuis plus de 25 ans l'expérience et les connaissances au sujet des pierres curatives et des sciences de la santé. Un livre comme celui-ci ne peut pas se baser sur l'expérience d'une seule personne, c'est pourquoi je suis particulièrement reconnaissant à mes collègues des écoles de vie Cairn Elen (www.carin-elen.de, www.cairn-elen-annette-jakobi.de) et au réseau de lithothérapie (www.steinheilkunde-netzwerk.de), à mon équipe *du Nouveau dictionnaire des pierres curatives* (www.lexikon-der-heilsteine.de) pour notre intense collaboration depuis tant d'années. Pour la réalisation de ce petit livre, je remercie Walter von Holst ainsi que Beate et Jörg Diederich pour les belles pierres, Ines Blersch pour les superbes photos, Sabine Schneider-Kühnle pour la correction des épreuves et Fred Hageneder pour la conception et la mise en page.

Crédits iconographiques

Toutes les photos figurant à l'intérieur de ce livre ont été prises par Ines Blersch, Rosenbergstraße 50/1, 70176 Stuttgart, www.inesblersch.de

© Illustrations de couverture : iStock : J-Palys et wacomka

Bibliographie

Gienger, M., *430 pierres aux vertus thérapeutiques*, Guy Trédaniel éditeur, 2007.

Gienger, M., *430 pierres aux vertus thérapeutiques*, édition de luxe avec 125 pierres supplémentaires, Guy Trédaniel éditeur, 2018.

Gienger, M., *Encyclopédie des pierres thérapeutiques*, Guy Trédaniel éditeur, 2021.

Gienger, M., *Les Eaux de pierres fines*, Guy Trédaniel éditeur, 2017.

Gienger, M., *Massage aux pierres fines*, Guy Trédaniel éditeur, 2011.

Gienger, M., *Les Pierres qui guérissent selon Hildegarde de Bingen*, Guy Trédaniel éditeur, 1998.

Gienger, M., *Réglez votre horloge biologique grâce aux pierres thérapeutiques*, éditions Véga, 2008.

Gienger, M., *Rythmes biologiques et pierres précieuses*, éditions Véga, 2003.

Achevé d'imprimer en août 2021 par la SEPEC en France
Numéro d'impression : 27305210604
Dépôt légal : août 2021

IMPRIM'VERT®

PEFC 10-31-1470 / **Certifié PEFC** / Ce produit est issu de forêts gérées durablement et de sources contrôlées. / pefc-france.org